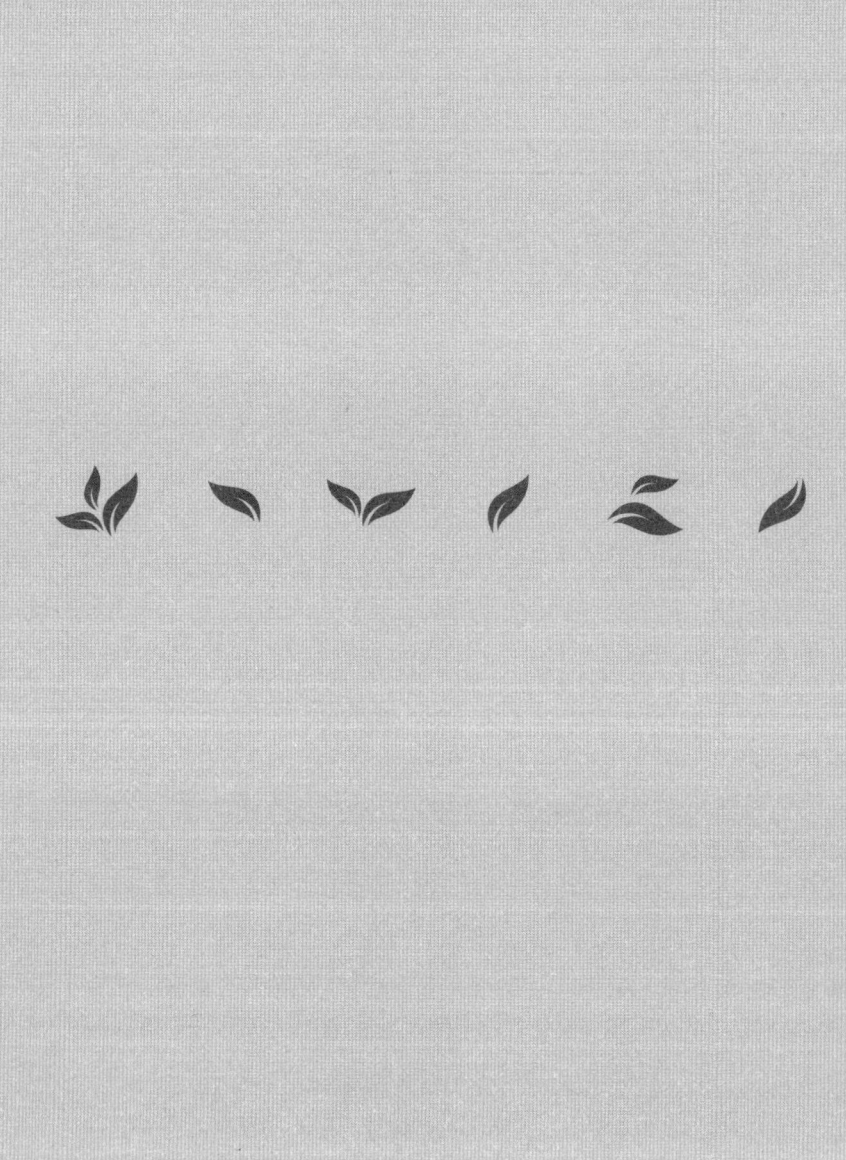

나이보다 열 살은 젊게 사는
오토파지의 비밀

김소형 한의학 박사가 전하는 기적의 저속노화 혁명

나이보다 열 살은 젊게 사는
오토파지의 비밀

김소형 지음

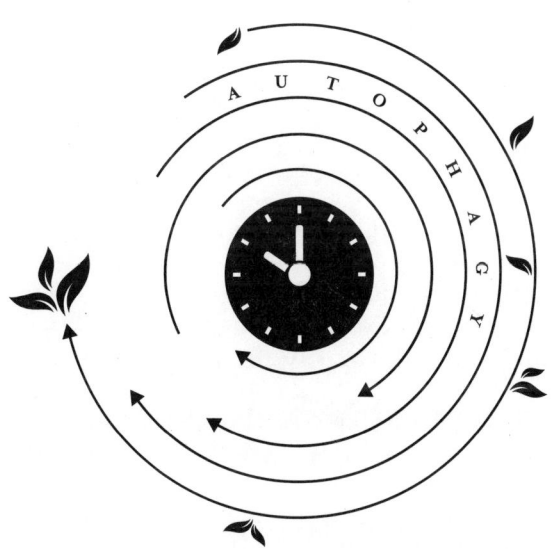

21세기북스

PROLOGUE

사소한 습관이 중년 이후의 건강을 책임진다

요즘 '생로병사'라는 단어 대신 '생로병병병사'라는 신조어가 나왔다고 한다. 의학의 발달로 수명연장이 되어 100세 시대가 되었지만, 실제로는 늙어서 죽기까지의 병든 시간만 길어졌다는 뜻이다. 두렵지만 이 말이 사실이다. '얼마나 오래 사느냐'보다 '어떻게 오래 사느냐'가 중요해졌다.

 나이와 몸은 일치하지 않는다. 누군가는 50세에도 70세의 몸을 가지고 있고, 누군가는 80세에도 60세 같은 몸을 가지고 있다. 내가 어떤 음식을 먹고, 얼마나 규칙적으로 운동하고, 어떤 생활 습관을 가지느냐에 따라 생로병병병사의 사이클에서 내게 주어지는 무병의 기간이 달라진다.

반백 살이 넘어 갱년기를 지나는 지금에 와서야 건강 하나만큼은 자신 있다고 여겼던 내가 얼마나 어리석었는지 깨달았다. 선천적으로 건강 체질을 타고났다고 말하는 사람도 많다. 하지만 타고난 건강만으로 평생을 건강하게 보내기란 쉽지 않다.

청년에서 중년으로 넘어가는 시기, 갱년기를 겪는 시기, 중년에서 노년으로 넘어가는 시기처럼 신체의 큰 변화가 일어나는 시기는 몇 번이고 반드시 찾아온다.

그 시기에는 체질보다 내가 가진 습관이 건강에 더 큰 영향을 미친다. 겪어보지 않으면 모른다. 그렇기에 건강은 건강할 때부터 챙겨야 한다.

결국 내 몸을 제대로 알고 내 몸이 보내는 신호에 귀 기울이는 것, 입에서 당기는 맛이 아닌 몸이 좋아하는 맛으로 내 식탁을 채우는 것이 중요하다. 50대에 60대처럼 살지, 70대에 60대처럼 살지는 내가 정하는 것이다. 이건 가장 쉬우면서, 한편으로는 가장 어려운 일이기도 하다.

나의 100년을 건강하게 누리기 위해 무엇을 옳게 알고 어떻게 미리 준비할 것인가? 또한 의료인으로서 우리 100세 사회에 어떻게 기여할 것인가? 이것은 나에게 가장 중요한 화두가 되어왔다. 그 실천의 하나로 나는 8년 전부터 생활 속 건강관리에 관한 다양한 방법을 제공하는 유튜브 채널 〈김소형 채널H〉을 운영해오고 있다.

구독자 170만 명에 이르는 〈김소형 채널H〉의 1200여 개 영상에서 마지막 인사말은 항상 "오늘도 헤밀레하세요!"다. 헤밀레(하다)는 '옳게 알고 미리 준비(하다)'의 뜻을 가지는 순우리말이다. 이 채널을 통해 100세 건강을 헤밀레할 수 있는 다양한 건강관리 방법론을 알려주고 있다.

100세 건강을 무작정 준비할 수는 없다. 옳게 알고 그에 맞는 준비를 미리 해야 한다. 잘못된 방법으로는 백 번 노력해도 건강을 지킬 수 없다. 올바른 방향을 알아야 미리 준비해서 제대로 건강을 지킬 수 있다.

우리 신체는 작은 사회와 같다. 모든 장기와 세포 등은 각자의 역할을 가지고 있다. 이 책에서는 그중에서도 몸속 세포에서 발생하는 낡고 병든 조직을 청소하고 재활용하는 시스템, 오토파지를 바탕으로 내 몸, 즉 인간의 신체 원리를 이해하고 활용하는 방법을 다뤘다.

노화를 예방하고 젊음을 유지하는 비결, 더 나아가 내 가족의 건강을 챙기는 생활 습관까지 제대로 이 책에 담았다. 일상에서 실천할 수 있는 실용적이고 사소한 습관인 만큼, 작은 노력으로 놀라운 변화를 경험해보길 바란다.

2024년 9월
김소형

CONTENTS

PROLOGUE | 사소한 습관이 중년 이후의 건강을 책임진다 • 4

 PART 1
내 몸의 시스템을 알아야 질병과 노화를 이긴다

● CHAPTER 1 ● **내 몸이 주는 건강 신호**
늙지 않는 비결, 오토파지 • 15
눈이 보내는 내 몸의 질병 신호 • 22
치매 vs 건망증, 확실하게 구분하는 법 • 38
에피게놈: 내 습관이 유전자를 바꾼다 • 44

PART 2
내 몸 아프지 않는 건강 습관

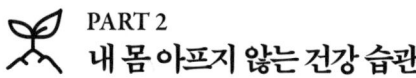

● **CHAPTER 2** ● **노화를 예방하는 식단**

뇌를 죽이는 아침 식사 • 53
오토파지 스위치 켜기 • 62
신체 나이 거꾸로 돌리기 • 68
50대 신(新) 중년 밥상 • 74
치매를 예방하는 마인드 식단 • 84

● **CHAPTER 3** ● **젊음을 얻는 운동**

노화 속도를 늦추는 운동 법칙 • 95
뇌를 젊게 만드는 3가지 운동 • 102
운동은 언제 해야 할까? • 108
인터벌 걷기의 기적 • 114

● **CHAPTER 4** ● **노화를 막는 생활 습관**

내 몸을 지키는 노화 방지 습관 • 123
당뇨를 부르는 생활 습관 • 130
몸이 보내는 갱년기 신호 • 138
갱년기를 극복하는 습관 • 147
세상에서 가장 위험한 두통 • 153

EPILOGUE | 건강하고 즐거운 노년을 위해 • 159

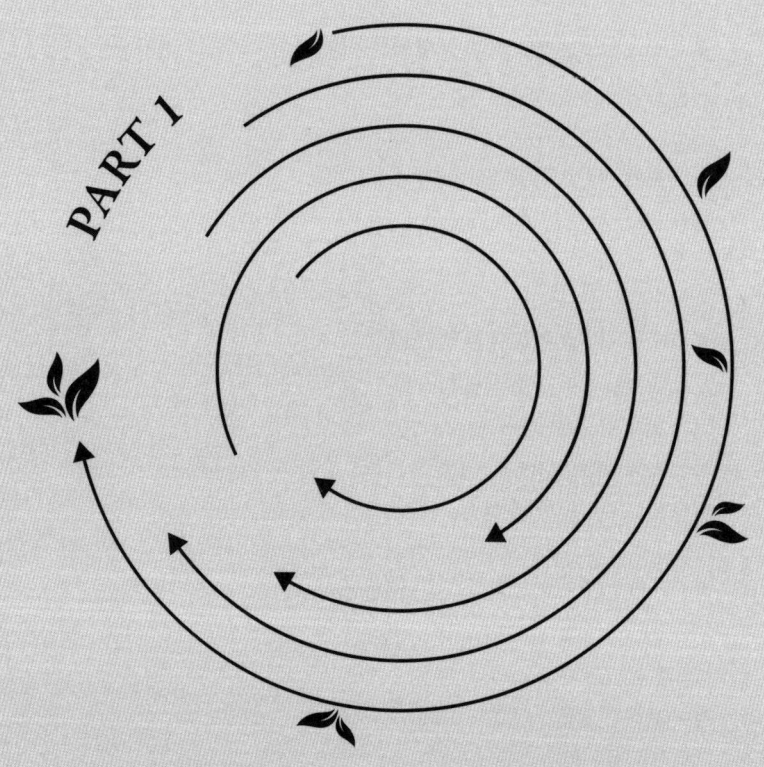

PART 1

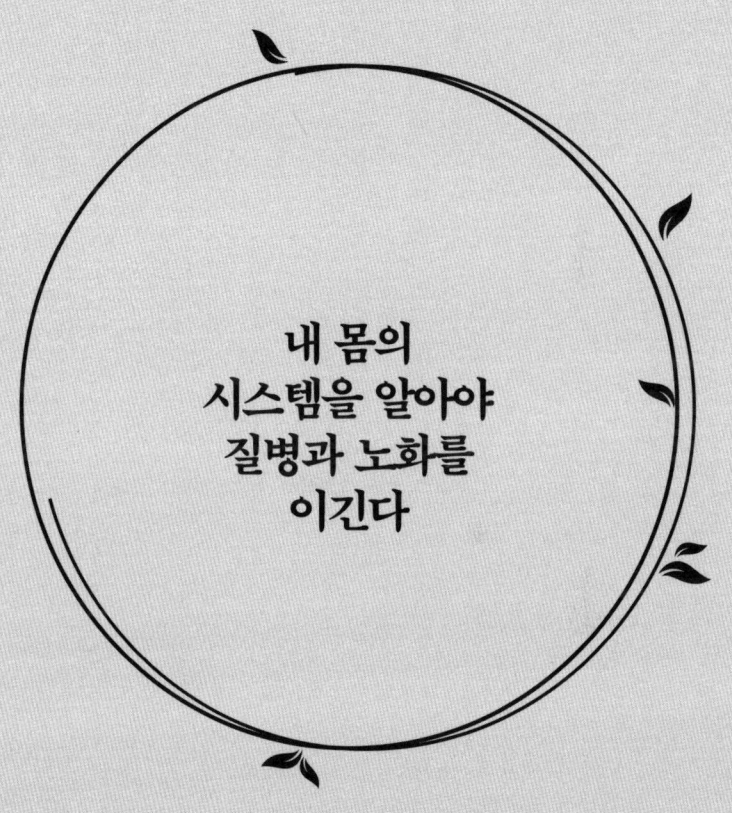

내 몸의
시스템을 알아야
질병과 노화를
이긴다

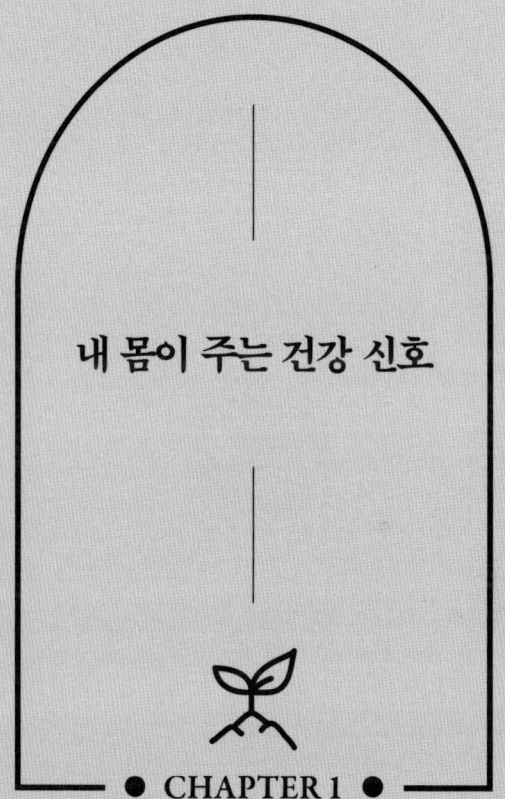

내 몸이 주는 건강 신호

● CHAPTER 1 ●

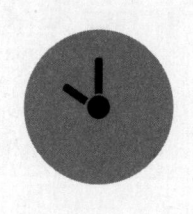

늙지 않는 비결, 오토파지

🌱 **오래된 물질을 제거하고**
• **재활용하는 시스템**

우리 몸은 백 년을 사용해야 하는 기계다. 기계를 백 년 동안 쓰려면 고장 난 부품을 갈아 끼우고, 녹슨 부분을 닦아서 없애고, 윤활유를 치고, 전선이 낡으면 새로 갈아야 한다. 그런 일을 하는 전문 수리기사가 우리 몸에도 있다. 우리 몸을 늙지 않게, 고장 난 몸을 수리하고 젊음을 만들어내는 시스템이 있다. 참 신기하지 않은가? 그 시스템에 대해 지금부터 설명하고자 한다.

피부의 각질이 벗겨지면 새 피부가 나온다. 머리카락이 수명을 다

하면 빠지고 새로 난다. 바로 이런 것들이 몸을 재생하는 공장과 전문 기사가 하는 일이다. 우리 몸속을 구성하는 단백질도 마찬가지다. 손상되거나 수명이 다 된 단백질은 없애고 새로운 것으로 교체하는 일을 하는 우리 몸의 시스템이 있다.

이처럼 못 쓰는 단백질을 없애버리고 새로 만든 단백질로 교체하는 공장 시스템을 '오토파지(Autophagy)'라고 부른다. 오토파지는 젊음을 유지하고 건강을 유지하는 비결이다.

오토파지는 '스스로'라는 뜻을 가진 '오토(Auto)'라는 단어와 '먹다'라는 뜻을 가진 '파지(phagy)'라는 단어의 합성어다. '세포 속에서 발생하는 낡은 것들, 못 쓰게 된 것들, 성능이 떨어진 것들을 스스로 먹어 치우는 현상'이라는 뜻으로 '자가포식'이라고도 한다.

오토파지는 1960년경 처음 세상에 알려졌다. 2016년 오토파지의 메커니즘을 밝혀낸 일본의 오스미 요시노리라는 과학자는 이 공로로 노벨 생리학상을 수상했다. 노벨상을 받을 만큼 중요한 의학적 성과인 오토파지는 세포 속에서 낡은 것들, 못 쓰게 된 것들, 성능이 떨어진 것들을 스스로 제거하는 정말 고마운 메커니즘이다.

더욱 놀라운 것은 세포 속에서 교체해야 할 낡은 것들을 가져다 버리는 게 아니라 이것을 재활용까지 한다는 것이다. 못 쓰게 된 것을 다시 분해해서 재활용 공장으로 보내, 새로운 제품으로 만들어내는 것이다.

손상되고 수명이 다한 단백질이 생기면 그 주변에 '소포체'라는 주머니를 만든다. 그 주머니에 못 쓰게 된 물질들을 넣어 쓰레기 봉지를 묶듯이 묶어버린다. 그리고 그 쓰레기 봉지[오토파고좀(autophagosome)]를 분해 공장[리소좀(lysosome)]으로 운반해서 아미노산, 포도당, 지방산 같은 작은 단위의 영양소로 분해한다.

이렇게 분해된 영양소들은 새로운 조직을 합성하는 재료로 사용되기도 하고, 세포가 살아가기 위한 에너지원으로 사용되기도 한다. 세포 속에 쌓이는 쓰레기를 다시 한번 분해해서 에너지와 조직의 재료로 재활용하는 우리 몸의 시스템은 그야말로 놀랍다.

오토파지는 생명을 유지할 정도로만 작동한다

만약 이런 낡은 것들을 교체하고, 수리하고, 재활용하는 작업이 제대로 되지 않으면 어떻게 될까? 10년, 20년 동안 청소도 안 하고 아무런 신경을 쓰지 않은 집을 생각해보라. 보일러는 고장나고, 전선은 낡아 누전의 위험성이 있고, 하수도는 막히고, 온 집에 쓰레기가 넘쳐나고…. 오토파지 시스템이 제대로 작동하지 못하는 몸은 바로 이런 집처럼 될 수 있다고 생각하면 된다.

단백질의 생성, 제거, 분해, 재활용 과정에 문제가 생기면 체내에 단백질 부산물이 쌓여서 장기의 기능을 저하시키고, 다양한 질환을 유발한다. 뇌와 신경조직에 쌓이면 파킨슨병이나 치매를 유발한다. 혈전을 만들어 심혈관 질환을 유발하고, 전신에 만성염증이 생기게 된다. 당뇨와 비만, 감염 등의 문제를 일으키고, 특히 세포 속의 미토콘드리아는 우리가 섭취한 연료를 생명 유지에 꼭 필요한 에너지로 만들어낸다.

미토콘드리아 역시 오토파지의 주요 대상이 된다. 하지만 노화나 좋지 않은 습관 때문에 미토콘드리아가 손상되고, 손상된 미토콘드리아를 제대로 재활용하지 못하게 되면 에너지 생산 효율성이 크게 떨어져서 노화가 가속화된다. 해로운 활성산소를 배출하게 되어 암 발병의 위험성까지 높아진다.

한마디로 오토파지 시스템이 제대로 작동되지 않으면 우리 몸 구석구석 안 아픈 곳이 없는 상태가 된다.

그럼 결론은 명확하다. 우리가 보다 건강하게, 보다 젊게, 빛나는 피부와 풍성한 머릿결, 넘치는 근육의 활력을 가지려면 오토파지 시스템이 정상적으로 작동해야 한다.

그런데 오토파지는 딱 필요한 정도로만 작동을 한다. 여기서 말하는 '필요한 정도'가 대체 뭘까? 그야말로 생명의 유지에 필요한 정도로만 작동한다는 뜻이다. '젊음'을 유지하도록 작동하는 게 아니라 '생명'을 유지하는 정도로만 작동한다는 것이다.

이 시스템은 평소에는 기계를 꺼놓고 작동하지 않다가 '더 가만히 있으면 생명에 문제가 생기겠구나' 할 때가 되어야 비로소 작동하기 시작한다. 좀 더 열심히 작동해서 젊음을 유지하게 해주면 좋겠건만, 왜 딱 그 정도로만 작동하는 걸까?

몸을 속여서 오토파지를 작동시키는 유일한 방법

모든 동물은 번식을 위해 생명 시스템이 작동하도록 만들어져 있다. 번식을 할 수 있는 나이에는 오토파지도 열심히 일해서 최대한 번식을 하고 종을 유지하려고 한다. 그러다 나이가 들어 이제 더 이상 번식할 수 없어지면, 좀 심하게 말하면 번식을 해도 우수한 자손이 안 나올 법한 나이가 되면, 더 이상 생식 활동을 안 하고 생명 유지만 하도록 시스템이 움직인다.

좀 서글프다는 생각이 드는가? 하지만 방법이 있다. 우리 몸을 속이는 방법을 쓰면 된다.

오토파지는 생명 유지에 필요한 때만 시스템의 스위치가 켜진다고 했는데, 생명이 위험할 수 있다고 착각하도록 만들면 어떨까? 이 원리를 이용해 오토파지 스위치를 인위적으로 켜주는 방법을 학자들이 연구해서 알아냈다.

결론부터 말하면 그 방법은 바로 소식, 즉 적게 먹는 것이다. 현재까지 연구된 바로는 소식이 오토파지를 활성화하는 가장 확실한 방법이다.

오토파지를 발견해 노벨상을 받은 요시노리 교수는 오토파지 시스템이 영양적으로 스트레스를 받을 때 스위치가 켜진다는 사실을 밝혀냈다. 평상시 먹던 칼로리보다 훨씬 적은 양의 영양소를 섭취하면 영양적인 스트레스를 받게 된다. 그러면 부족한 영양을 자체적으로 확보하기 위해 몸속에서 필요 없는 쓰레기 단백질들을 분해하고 재활용하는 오토파지 스위치가 켜진다는 것이다.

따라서 소식과 단식, 간헐적 단식 등을 이용해 오토파지를 켤 수 있다. 이 방법에 대해서는 2부에서 더 자세히 알아볼 것이다.

눈이 보내는
내 몸의 질병 신호

🌱   눈과 뇌의
•   밀접한 관계

최근 동공(눈동자)의 크기가 지능과 연관이 있다는 연구 결과가 나왔다. 미국 조지아공대의 연구 결과 기본적인 동공의 크기가 클수록 사고력, 주의력, 기억력 테스트 성적이 모두 좋은 것으로 나타났다고 한다. 연구팀은 동공의 크기가 지능과 관계가 있는 이유에 대해 이렇게 설명했다.

동공의 크기는 뇌의 '청반(靑斑)'과 연관되어 있다. 청반은 '청색반점'이라는 의미로, 뇌간 위쪽에 위치한다. 주의력이나 기억력 관련

신경 전달 물질을 방출하고, 다른 뇌 부위랑 협력 작업을 하는 곳이다. 그래서 청반이 손상되는 것은 알츠하이머 치매 발병의 초기 증상이기도 하다.

그런데 동공이 클수록 청반의 기능이 좋아서 인지 능력이나 뇌 기능도 좋다는 것이다. 그래서 동공이 크면 지능이 높다는 결론이다. 이미 한의학에서 눈을 '밖으로 드러난 뇌'라고 부른다. 의학계에서도 눈은 '뇌의 창문'이라고 부를 정도로 뇌와 눈의 연관성이 깊다. 그래서 눈으로 뇌 건강을 확인할 수 있다. 예를 들어 눈의 동맥이 막히는 '망막동맥폐쇄'는 눈의 뇌졸중이라고 할 수 있다. 망막동맥폐쇄가 발병하면 실명될 수 있을 뿐 아니라 뇌혈관이 막히는 뇌경색도 일어날 수 있다.

그러니까 눈 중풍이 뇌 중풍으로 이어질 수 있다는 것이다. 이 사실을 몰랐던 사람에게는 충격적이고 의아하게 들릴 것이다. 하지만 이것은 당연한 결과다. 눈도 뇌의 일부분이기 때문이다.

눈은 태아 때 뇌의 일부분이 떨어져 나와 만들어진다. 그래서 눈은 어느 감각기관보다도 사고와 감정을 담당하는 뇌와 가까이 있다. 뇌에서 직접 나오는 뇌신경이 12개 있는데, 그중에서 6개가 눈과 관련이 있다.

실제로 분당 서울대병원에 따르면, 망막동맥폐색으로 방문한 환자 151명을 추적 관찰했더니 이 환자 중 1개월 내에 뇌경색이 온 사람이 57%나 됐다고 한다. 또한 2017년 국제학술지 《플로스원》에 발표된 한 논문에 따르면, 망막동맥폐쇄 환자의 10%는 뇌경색 경험 환자이고, 망막동맥폐쇄 환자의 50%에게서 1개월 내에 뇌졸중이 발병했다고 한다.

한마디로 눈과 뇌는 거의 세트라고 볼 수 있다. 우리 뇌가 처리하는 정보의 83%는 눈이 보내는 정보다. 그만큼 눈과 뇌는 떼려야 뗄 수 없는 관계다.

그런데 40대 중반 이후부터는 뇌세포가 하루에 약 136만 개씩 감소한다고 알려져 있다. 게다가 나이가 들면서 시력이 떨어지면 뇌는 더 빨리 늙을 수밖에 없는 것이다. 뇌의 활성도가 떨어지면서 결국 치매가 발병하거나 악화하기도 한다. 더욱이 시력이 나빠지면 밖에 잘 안 나가게 되고, 심리적인 위축감이나 우울증도 생길 수 있다. 그러면 뇌 활성도가 더욱더 떨어지면서 치매를 유발한다는 이론도 있다.

눈을 살피면 건강이 보인다

나는 환자를 진료할 때 맥진과 더불어 얼굴을 유심히 살핀다. 이것을 '망진(望診)'이라고 한다. 얼굴빛을 살피는 관형찰색은 물론 눈, 손톱, 머리카락, 귀 등을 두루 살핀다. 망진은 많은 정보를 담고 있는데, 가장 중요시하는 것은 환자의 설태와 안색이다. 경험 많은 의사는 환자의 낯빛만 봐도 어떤 부분의 밸런스가 깨져 있는지 유추할 수 있다.

만성피로 증상이 심해서 온 50대 남성 환자가 있었다. 술을 많이 마신다는 이 환자는 아내의 손에 끌려오다시피 우리 한의원을 찾았다. 평소 피곤해서 잠만 자니 보약을 좀 먹어야겠다는 것이었다.

진맥을 하는데 내 눈에 가장 먼저 들어온 건 바로 손톱이었다. 손톱에 세로줄이 있었고 속 손톱이 없어져 있었다. 맥을 잡아보니 간이 좋지 않았다. 건강검진을 받았느냐고 물어보니, 작년에 받았는데 지방간이 있는 것 외에는 이상이 없었다고 했다.

그러나 나는 지금은 보약 먹을 때가 아니니 빨리 내과에 가서 간 검사를 하라고 권유했다. 그 후 한 달쯤 지나서 그 환자의 부인이 케이크를 사 들고 왔다.

"그때 원장님이 아니었으면 큰일 날 뻔했어요."

내 권유대로 간 검사를 했더니 간경화 초기 진단을 받았다고 했다. 다행히 술도 끊고 바른 생활 사나이가 되었다는 소식을 전해주었다.

나는 한의과에 다닐 때 방학이면 아버지 한의원에서 참관하곤 했다. 한번은 50대 여성 환자가 심한 하복부 통증, 소화불량과 복부팽만 증상으로 내원했다. 아버지는 진맥을 한참 하더니 산부인과 진료를 권했다.

의아해하는 나에게 아버지는 관형찰색(안색을 살핌) 망진의 중요성에 관해 설명했다. 한쪽 동공만 축소된 여성의 경우 난소가 안 좋을 수 있으며, 실제로 난소암으로 진행되는 사례도 많다고 했다. 그렇기 때문에 이런 작은 변화도 하나 놓치지 말고 임상에서 참고해야 한다고 강조했다.

그 환자는 정말 난소암 진단을 받았다는 소식을 전해왔다. 다행히 암이 많이 진행되진 않아서 치료를 시작하게 되었다고 감사의 인사를 전했다. 난소는 복강 안쪽 깊숙이 자리 잡고 있어서 난소암 초기에는 무증상인 경우가 많다. 병이 진행되면서 하복통이나 소화불량,

배뇨 장애 등의 증상이 나타날 수 있다. 이것을 모르고 비뇨기과나 내과 진료만 받다가 진단이 늦어지는 경우도 있다.

그래서 관형찰색 망진이 중요하다. 아버지는 그 외에도 위 눈꺼풀에 노르스름한 반점이 있고, 눈의 까만 동자 둘레가 마치 달무리 진 것처럼 뿌연 경우 피가 탁한 체질이라 콜레스테롤이 높을 가능성이 크다고 했다. 눈 흰자에 핏발이 서고 혈관이 돌출되어 있는 사람 중에 세로 방향으로 빨간 핏줄이 보이는 경우에는 위산 과다이거나 위궤양이 있을 수 있다는 것도 알려주었다. 간이 안 좋은 사람은 눈 흰자에 가로 방향으로 빨간 줄이 보이면서 시야가 뿌옇고 안구가 건조하거나 시력이 갑자기 떨어지는 증상이 동반된다. 그래서 임상에서 진료할 때는 망진도 염두에 두라는 말을 지금도 잊지 않고 있다.

일반 사람들은 이렇게까지 자세히 알 필요는 없고, 이것만 기억하면 된다. 쉽게 생각해서, 눈이 맑고 초롱초롱해야 건강한 것이다. 눈이 피곤하고 침침하거나 시리거나 눈동자가 탁하면 몸의 어딘가에 문제가 있는지 의심해봐야 한다. 눈 자체가 안 좋을 수도 있고, 건강이 좋지 않아 그 증상이 눈으로 나타나는 것일 수도 있다. 안과에 가보고 내과에도 가볼 것을 권한다.

때로는 신경외과에 가야 하는 경우도 있다. 예를 들어 한쪽 눈꺼풀이 늘어진 경우 뇌병변 신호일 수 있다. 양쪽 눈꺼풀이 다 늘어진 경우에는 중증근무력증일 수 있다. 중증근무력증이란 신경 자극이 근육으로 제대로 전달되지 못해 근육이 쉽게 피로해지는 병이다. 이 병에 걸린 환자의 60%에게서 눈꺼풀 처짐 같은 눈과 관련된 증상이 먼저 발생한다. 만약 쌍꺼풀 수술을 했는데도 잘 풀리는 눈꺼풀이라면 중증근무력증을 의심해볼 필요가 있다.

눈이 잘 감기지 않는 경우도 있는데, 이런 경우 안면신경마비의 신호일 수 있다. 이런 경우에도 신경외과 진료를 받아야 한다.

눈을 통해 드러나는 질병의 신호

우리 눈은 우리 몸 전체 크기의 375분의 1 정도로 작다. 그런데도 '몸이 천 냥이면 눈은 구백 냥'이라고 한다. 눈이 거의 몸 전체의 가치와 맞먹을 정도로 중요하다는 것이다. 그도 그럴 것이, 우리 눈은 몸의 상태를 디스플레이하는 일종의 모니터라고 할 수 있다. 앞서 설명했듯 눈은 건강 상태를 나타낼 뿐 아니라 심리 상태까지 드러내기 때문이다.

'눈을 보면 그 사람을 알 수 있다'는 말이 괜히 나온 게 아니다. 맹자는 "사람 마음을 알고 싶으면 눈을 보라"라고 했다. 악의가 있다거나 화가 났다거나 슬퍼하거나 피곤해하는 게 눈에는 다 나타나지 않는가.

여러분의 눈은 어떤가? 거울에 눈을 비춰보라. 그리고 눈에 드러나는 질병의 신호가 있진 않은지 확인해보자.

우선 눈 흰자에 붉은 점이 있으면 고혈압의 가능성을 의심해보길 바란다. 혈압이 높으면 눈 흰자 위를 덮는 얇은 결막 속의 혈관이 잘 터진다. 터진 혈관이 흰자에 붉은 점을 만드는 것이다. 물론 피곤할 때도 혈관이 터질 수 있고, 변을 볼 때 힘을 세게 주거나 재채기를 할 때, 갑자기 얼굴 쪽 혈압이 상승하면서 혈관이 터지기도 한다.

이렇게 우연한 기회로 혈관이 터진다고 해서 무조건 고혈압이라고 할 순 없다. 그러나 이런 일상적인 자극이 없는 상태에서 흰자위의 붉은 점이 3회 이상 반복되어 생긴다면 고혈압을 의심해보길 바란다.

고혈압 환자들이 흔히 두려워하는 질병이 뇌졸중이다. 하지만 고혈압 환자에게 뇌졸중만 위험한 것은 아니다. 혈관 덩어리인 눈에 중풍이 오는 눈 중풍도 위험하다. 눈 중풍은 쉽게 눈 혈관이 막힌 상태라고 생각하면 된다. 실제로 눈 중풍 환자가 많이 늘어나고 있다고 한다. 건강보험심사평가원에 따르면 눈 중풍 환자는 여성이 남성보다 많았고, 주로 50대 이상 환자가 93%에 달했는데, 50대 이상 남성은 눈 중풍의 원인이 되는 고혈압 같은 질환이 많기 때문으로 추정된다.

눈 중풍의 원인이 고혈압, 고지혈증이라고 했는데 심한 경우 망막을 망가트리는 망막혈관폐쇄까지 유발할 수 있다. 망막혈관폐쇄는 경동맥에서 혈전이 떨어져서, 혈류를 타고 올라와서 막히는 경우가 제일 많다. 콜레스테롤이 높으면 혈전을 만들기 쉽고, 혈압이 높아지면 혈관에 충격이 가해져 터지게 되는 것이다.

눈의 혈관이 막히면 산소와 영양분이 공급되지 않는다. 대표적으로 당뇨망막병증이 그렇게 발생한다. 그러나 우리 몸의 세포들은 혈액 공급이 안 된다고 죽게 만들어지지 않았다. 그럼 어떻게 할까? 우리 몸에서 산소를 공급하기 위해서 혈관을 새로 만든다.

이를 신생혈관이라고 하는데, 사실 신생혈관은 비정상적인 혈관이다. 새로 생긴 혈관은 원래 있던 혈관에 비해서 굉장히 약하고 짧기 때문이다. 그래서 살짝 혈압이 오르거나 충격이 가해져도 잘 찢어져 터지면서 실명까지 될 수도 있다.

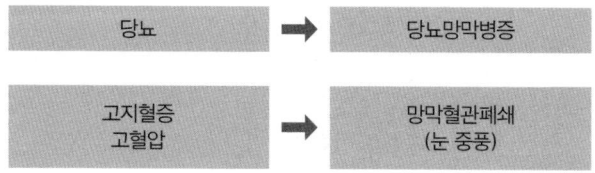

　망막이 그 정도가 되면 굉장한 통증이 있을 거라고 생각하겠지만, 실제로는 그렇지 않다. 망막에는 1억 개가 넘는 세포가 있지만, 통증을 느끼는 세포는 전혀 없다. 시력이 떨어지고, 시야가 좁아지는 것 이외에는 전혀 증상이 없기에 늦게 발견할 수 있고, 그래서 문제인 것이다. 전혀 모르고 있다가 어느 날 갑자기 실명이 된다면 얼마나 무섭고 당황스럽겠는가!

　안과에서는 거의 유일하게 발생하는 응급 질환은 망막동맥폐쇄다. 망막 동맥이 폐쇄된 후 두 시간 이내에는 응급실에 방문해야 한다. 폐쇄가 두 시간 이상 지속되면 시력 회복이 어렵기 때문이다.

당뇨로 인한 눈 질환, 조기에 잡는 법

당뇨를 앓고 있는 사람이라면 모르는 사람이 없을 정도로 많이 일어나는 당뇨 합병증인 당뇨망막병증도 위험하다. 당뇨망막병증이란 망막에 영양소를 공급하는 혈관이 막히거나 터져서 출혈이 일어나는 질환을 말한다.

당뇨병을 오래 앓으면 미세한 혈관에 이상이 생긴다. 혈관에 이상이 생기면 혈액순환이 잘 안되고, 산소 부족으로 조직이 붓는다. 비정상적인 혈관이 자라면서 피가 나기도 한다. 그러다 망막이 안구 내벽에서 떨어져 들뜨게 되는 망막박리 또는 실명까지 일어날 수 있다.

실제로 당뇨병 환자의 70%에게서 당뇨망막병증이 발생한다고 한다. 당뇨 조절이 잘 된다고 해도, 진단 후 10~15년이 지나면 눈에 합병증이 발생할 가능성이 커진다.

실명으로 이어지기 전에 당뇨망막병증을 미리 아는 방법은 없을까? 이 역시 눈의 증상을 통해 알 수 있다.

첫째, 당뇨망막병증으로 황반부종이 발생하면 심각한 시력 저하가 발생할 수 있다. 대표적으로 눈앞에 벌레나 먼지가 떠다니는 듯한 비문증, 빛이 없는 어둠 속에서도 불빛이 번쩍이는 느낌이 드는 광시증, 시야가 흐려지거나 야간에 시력이 저하되는 등의 증상이 나타난다. 이럴 때는 반드시 안과에 가서 진단을 받아보길 권한다.

둘째, 눈동자 주변에 흰 테두리가 있다면 고지혈증 때문일 수 있다. 흰자위의 혈관은 보통 검은자 가장자리 부근까지 닿아 있다. 그런데 혈중 지질량이 많아지면 혈관 끝에 지방이 쌓이면서 흰색 테두리를 만들게 된다. 그러니까 고지혈증으로 혈액 중에 지방이 과도해지면, 검은자 가장자리의 끝부분 혈관에 지방이 쌓이면서 흰색 테두리를 만들 수 있는 것이다.

특히 흰 테두리가 한쪽 눈에 유독 굵게 자리 잡았다면 목에서 뇌로 지나는 혈관에도 이상이 있을 수 있다는 신호일 수 있다. 따라서 치명적인 문제가 발생하기 전에 반드시 원인을 확인해보길 바란다.

셋째, 아래 눈꺼풀 안쪽을 살펴보라. 점막의 색이 분홍색보다 더 옅어져 있다면 빈혈을 의심해볼 수 있다. 빈혈로 혈액량이 부족하면 눈 점막의 실핏줄 사이로 가는 혈액이 줄어들거나 적혈구 색깔이 옅어지기 때문이다.

눈꺼풀 안쪽의 정상적인 색깔은 분홍색이다. 그런데 혈액 속의 헤모글로빈 수치가 낮아서 조직에 산소 공급이 원활하지 않으면, 눈꺼풀 안쪽에 핏기가 사라져서 흰색에 가까운 색을 띨 수 있다.

반대로 눈꺼풀이 너무 붉은 것도 문제가 된다. 눈을 비빈 것도 아닌데 눈꺼풀이 빨갛다면 피로가 누적된 상태일 수 있다. 피로감이 가중되면 혈액량이 많아지고 혈관이 확장되면서 아래쪽 눈꺼풀도 붉은빛을 띠게 되는 것이다. 따라서 아래쪽 눈꺼풀이 너무 희다면 빈혈, 너무 붉다면 피로 누적을 의심해보길 바란다.

넷째, 예전에 비해 눈이 돌출된 듯하다면 갑상샘기능항진증의 신호일 수 있다. 안구 돌출은 갑상샘눈병증의 증상이라고 할 수 있다. 실제로 갑상샘기능항진증 환자의 20% 정도가 갑상샘눈병증을 동반한다고 한다.

갑상샘눈병증의 명확한 기전은 아직 밝혀지지 않았다. 하지만 갑상샘기능항진증 등으로 자가면역 이상이 발현돼서 안와 조직에 염증 반응이 일어나고, 안와의 지방 조직이 커지는 반응 때문에 눈이 앞으로 돌출되는 증상이 유발되는 것으로 본다.

눈이 돌출되는 증상은 갑상샘 기능 이상과 함께 시작되거나 나중에 발생하기도 한다. 증세가 심한 경우에는 시신경 병증까지 생길 수 있기 때문에 반드시 조기에 관리해야 한다. 갑상샘기능항진증으로 눈이 돌출되지는 않았는지 확인해보길 바란다.

다섯째, 누렇게 변한 흰자위는 간질환으로 간 기능이 떨어졌을 가능성을 의심해보길 바란다. 간 기능이 좋으면 시력이 좋아서 오색을 잘 분별할 수 있지만, 간이 허하면 눈이 어두워져서 잘 볼 수 없다고 알려져 있다.

실제로 눈으로 간 기능의 저하를 확인할 수 있다. 간 기능이 떨어지면 혈액의 헤모글로빈에서 만들어지는 '빌리루빈'이라는 색소가 제대로 분해되지 못하고 혈류를 타고 떠돌게 된다. 그러다 빌리루빈이 눈이나 피부 세포에 쌓인다.

빌리루빈은 적갈색을 띠기 때문에 피부나 눈 흰자위에 쌓이면 노란색으로 보이는 황달이 오게 된다. 그러므로 피부나 눈 흰자위가 노랗게 변하면 혈액 속의 빌리루빈 수치가 높아졌다는 신호가 될 수 있다. 이런 황달은 간염이나 간경화 등 어떤 문제로 인해서 간의 기능이 떨어졌다는 신호일 수 있다. 그러므로 눈 흰자위가 노랗고, 소변색이 진해지고, 피부색이 노랗게 변했다면 반드시 병원에 가서 간 기능 검사를 받아보길 바란다.

여섯째, 눈 흰자위에 노란 점이 있다면 알츠하이머 치매에 주의해야 한다. 눈의 노란 반점은 노화와 함께 쌓이는 침전물의 흔적일 수 있다.

캐나다의 한 대학에서 성인 117명을 대상으로 한 연구 결과가 있다. 알츠하이머 치매 환자와 건강한 노인의 망막 영상을 비교해보니, 알츠하이머 치매 환자의 25.4%에게서 망막의 노란색 점이 발견됐다고 한다. 건강한 사람의 망막에서 노란 점이 발견된 경우는 4.2%에 그쳐서 대조를 이루었다.

망막 아래 노란 점은 지방과 칼슘이 결합해서 생긴 침전물인 '드루젠'에 의해 생기는 것으로 알려져 있다. 크기가 아주 작은 드루젠은 건강에 큰 영향이 없지만, 크기가 큰 연성 드루젠은 노인 실명의 가장 큰 원인인 황반변성과 연관이 있는 것으로 알려져 있다.

특히 이런 드루젠은 안구의 혈류가 줄어들면서 나타나는 노화의 신호라고 볼 수 있다. 뇌에서도 비슷한 증상이 나타날 수 있기 때문에 뇌의 노화를 추측해볼 수 있는 것이다.

단 주의할 점은, 눈 흰자에 점처럼 생기는 결막모반도 노란색이라서 혼동할 수 있다는 것이다. 그렇기 때문에 안과에서 안저검사를 받아보는 게 좋다.

이렇게 눈으로 건강 상태를 알아볼 수 있는 다양한 방법에 대해 알아봤다. 첫째, 눈 흰자에 붉은 점이 있으면 고혈압의 가능성을 의

심해보라. 둘째, 눈동자 주변에 흰 테두리가 있다면 고지혈증을 생각해볼 수 있다. 셋째, 아래 눈꺼풀 안쪽 점막의 색이 분홍색보다 더 옅어져 있다면 빈혈을, 너무 붉다면 피로 누적을 의심해볼 수 있다. 넷째, 예전에 비해 눈이 돌출된 듯하다면 갑상샘기능항진증의 신호일 수 있다. 다섯째, 눈 흰자위가 누렇게 변했다면 간 질환으로 간 기능이 떨어졌을 가능성이 크다. 여섯째, 눈 흰자위에 노란 점이 있다면 알츠하이머 치매에 주의해야 한다.

[눈 증상으로 보는 건강 상태]

눈의 증상	의심 질환
눈 흰자에 붉은 점이 있다	고혈압
눈동자 주변에 흰 테두리가 있다	고지혈증
아래 눈꺼풀 안쪽 점막이 분홍색보다 옅다	빈혈
아래 눈꺼풀 안쪽 점막이 평소보다 붉다	피로 누적
예전에 비해 눈이 돌출되었다	갑상샘기능항진증
눈 흰자위가 누렇게 변했다	간 질환
눈 흰자위에 노란 점이 있다	알츠하이머(치매)

치매 vs 건망증,
확실하게 구분하는 법

🌱 자꾸 깜빡깜빡한다면
치매일까?

뭔가를 깜빡깜빡하는 건망증은 나이가 들수록 더 심해지는 게 일반적이다. 뇌의 정보처리 속도가 느려지고 학습 능력이 서서히 저하되기 때문이다. 그런데 이렇게 깜빡하는 건망증이 심한 사람들 중에는 '내가 치매가 오는 건 아닌가' 하고 걱정하는 경우가 많다. 정말 건망증이 심해지면 치매가 되는 걸까? 결론부터 말하면 그렇지는 않다.

건망증은 스트레스가 심하거나 기억하는 게 많아서 뇌가 기억할 수 있는 용량을 초과했을 때 발생한다. 컴퓨터에 비유하면 하드웨어에 저장 용량이 꽉 차서 더 이상 파일을 더 넣을 수가 없는 것이다. 나이가 들면서 건망증이 심해지는 것은 뇌의 저장용량이 조금씩 줄어들기 때문이라고 보면 된다. 이는 자연스러운 현상이다.

반면 치매는 컴퓨터 자체가 조금씩 고장이 나는 것이라고 할 수 있다. 저장 용량뿐만 아니라, 명령을 내리는 장치까지 고장 나는 것이다. 뇌혈관에 문제가 생기거나 베타 아밀로이드 같은 이상 단백질이 뇌에 쌓여서 뇌세포가 제 기능을 못 하는 것이 치매다.

치매에 걸리면 명령을 내리는 뇌의 기능에 문제가 생기면서 기억력뿐만 아니라 전반적인 인지 능력이 저하되는 양상을 보인다. 같은 망각이라도 건망증과 치매는 세세하게 따져보면 큰 차이를 보인다. 건망증이 심해서 치매가 걱정되는 사람들을 위해서, 건망증과 치매의 차이에 대해 설명하고자 한다.

치매와 건망증의 차이

건망증과 치매의 첫 번째 차이는 그것이 일상생활에 끼치는 영향이다. 나이가 들면서 자연스럽게 생긴 건망증은 기억 능력이 저하될 뿐이지, 다른 인지 능력에는 별로 영향을 미치지 않는다. 방금 쥐고 있던 리모컨이 어딨는지 갑자기 생각이 나지 않아서 찾아 헤맬 순 있어도, 리모컨을 눌러서 채널을 바꾸는 일처럼 익숙한 일을 갑자기 잊어버리지는 않는다는 것이다.

반면 치매에 걸리면 기억력 장애 외에도 계산 능력이나 판단 능력, 공간지각력 같은 인지 능력이 떨어지면서 일상생활을 수행하는 능력이 감퇴하는 경과를 보인다. 쉽게 설명하면, 늘 익숙하게 하던 일이 갑자기 낯설어지고, 순간 뭘 해야 할지 허둥지둥하게 되는 것이다.

두 번째는 차이는 망각의 규모다. 간단하게 말하면, 건망증은 사건의 디테일을 잘 잊어버리는 반면, 치매는 사건 자체를 기억하지 못하는 경우가 많다.

예를 들어 며칠 전에 친구들과의 모임이 있었다고 가정해보자. 그날 온 친구들의 옷차림이라던가, 모임에서 나눴던 얘기, 혹은 모임에 참가하지 못한 친구와 통화한 기억 같은 것이 기억에서 까맣게 사라지는 것은 건망증이다. 이벤트의 특정한 디테일이 생각나지 않는 것이다.

이런 경우는 기억을 환기할 힌트를 주면 "아, 맞아! 그때 그랬지!" 하고 바로 잊혔던 기억이 떠오르게 된다.

그런데 치매는 친구들과의 모임 자체를 기억하지 못한다. "토요일에 요 앞 식당에서 만났었잖아"라고 구체적인 힌트를 줘도 그 모임 자체를 기억하지 못할 가능성이 크다.

세 번째 차이는 망각의 시점이다. 가장 흔한 알츠하이머 치매는 최근의 기억이 사라지는 기억장애의 증상이 먼저 나타난다. "오늘 내가 누굴 만났지?", "오늘 내가 무슨 드라마를 봤더라?" 같은 최근의 에피소드적 기억이 먼저 사라지기 시작하는 것이다. 상대적으로 아주 오래된 과거의 기억이나 어렸을 적의 자전적인 기억은 초기에는 잘 보존되는 특성을 가지고 있다.

어떤 치매는 하루하루 증상이 다르다. 알츠하이머 치매 다음으로 흔한 '루이소체 치매'의 경우에는 어떤 날은 아주 심한 인지장애 증상을 보이다가 또 어떤 날은 다른 사람처럼 아주 멀쩡해 보이기도 한다. 잠꼬대를 심하게 하거나, 몽유병처럼 자다가 돌아다니는 렘수면 행동 장애가 동반되기도 한다.

치매가 걱정된다면 운동을 하자

이제 건망증과 치매의 차이가 확실히 구분될 것이다. 건망증은 사소하게 깜빡깜빡하는 증상은 있어도 일상생활에 영향을 미치지는 않는다. 그리고 뭘 잊어버렸다고 해도 힌트를 주면 금방 다시 기억난다.

반면에 치매는 계산 능력이나 판단 능력이 저하돼서 늘 하던 일이 갑자기 낯설어지기도 한다. 일어났던 일을 통째로 기억하지 못하거나, 힌트가 있어도 기억이 나지 않을 가능성이 크다. 그리고 최근의 일보다는 과거의 추억이 더 생생하게 기억나는 특성을 가지고 있다.

정말 심한 건망증이라고 할 수 있는 경도인지장애에서 치매로 진행할 확률은 10~20% 정도밖에 되지 않는다. 건망증이 치매에 아예 관련이 없다고는 할 수 없지만, 내가 자주 깜빡깜빡한다고 해서 치매를 걱정할 필요는 없다는 것이다.

그래도 치매가 걱정된다면 운동을 꾸준히 하는 것을 추천한다. 특히 걷기는 건망증에 아주 좋은 운동이다.

미국 일리노이 의대 연구팀이 평균적인 뇌 크기를 가진 사람 210명에게 일주일에 세 번, 한 시간씩 빨리 걷기를 시키고, 3개월 후에 기억을 담당하는 뇌세포의 활동 상태를 살펴봤다. 그 결과, 자신의 연령대 보다 평균 세 살 어린 활동력을 보였다고 한다.

연구팀은 걷기 운동이 운동 경추를 자극해서 뇌 혈류가 두 배로 증가한다는 사실도 확인했다. 뇌로 향하는 혈류 공급이 원활하면 뇌세포를 죽이는 호르몬이 감소해서 뇌가 훨씬 복합적이고 빠른 활동을 수행해낼 수 있다.

이런 운동을 장기적으로, 꾸준히 하면 기억력 향상에 큰 도움이 될 수 있다. 요즘 깜빡깜빡하고 건망증이 심해진다 싶으면 우울해하거나 두려워하기보다는 기분 좋게 걷고 활기차게 살길 바란다!

에피게놈:
내 습관이 유전자를 바꾼다

❦ 에피게놈이란?

미국의 유명한 시사 잡지 《타임》은 표지 사진으로 그 주 최고의 이슈를 소개하는 것으로 유명하다. 그런데 2010년 1월 18일 자 《타임》의 표지를 장식한 것은 '유전자 모형'이다. 그리고 이런 부제가 붙었다.

'왜 유전자는 운명이 아닌가(Why Your DNA Isn't Your Destiny).'

우리가 알고 있는 상식으로 유전자는 부계와 모계의 선조에게서 물려받은 것이고, 이미 확정되었기 때문에 바꿀 수 없는 것이다. 그런 의미에서 내가 가진 유전자는 내가 이 세상에 태어나면서부터 주어진 운명이라고 할 수 있을 것이다.

그러나 《타임》의 표지는 유전자가 운명이 아니라고 말한다. 내 선택이 나와 내 후손의 유전자를 변화시킬 수 있다는 것이다. 이것은 바로 '에피게놈(Epigenome)'이라는 후생유전학에 관한 이야기다.

에피게놈이란 유전자의 스위치를 켜거나 끄거나 강하게 올리거나 약하게 내리는 표지를 말한다. 내가 먹는 것, 내가 사용하고 즐기는 취향이 내 유전자에 어떻게 하라는 명령어 같은 표지를 남긴다. 이 표지가 질병을 유발하거나 예방할 수 있으며, 아울러 내 자녀에게까지 이어질 수 있다는 것이다. 내가 지금 하고 있는 나쁜 건강 습관이 내게만 나쁜 영향을 미치는 것이 아니라 내 자손들에게도 유산처럼 남겨질 수 있다.

예를 들어 비만 유전자가 아주 강하게 발현되고, 장수 유전자는 너무 약하게 발현되도록 하는 방식으로 DNA의 후생유전학적 표지를 변화시킬 수 있다. 흡연이나 과식 등의 나쁜 생활방식을 오랫동안 지속한다면 내 DNA에 빨간 딱지가 붙는 것과 같다. 건강상의 위험을 높인다는 이야기다.

습관을 바꾸면
유전자도 바꾼다

그런데 좋은 소식이 있다. 과학자들이 이러한 에피게놈의 표지를 조작하는 방법으로 질병을 치료하는 약물을 개발하고 있다는 것이다. 유전자의 발현 조절 기전을 연구해서 질병의 스위치를 찾고 있는 것인데, 그 스위치를 찾기만 하면 질병을 일으키는 유전자의 발현 스위치를 끄고, 질병을 억제하는 유전자의 발현 스위치를 켜는 작업을 할 수 있다.

지금 상용화되고 있는 표적항암제도 암세포를 발현하는 유전자의 돌연변이를 표적으로 겨냥하여 파괴하는 신개념 치료제다. 특정 단백질이나 항원을 인식해서 암세포를 선택적으로 제거하기 때문에 과거의 세포독성 치료에 비해 부작용이 거의 없다는 차별점이 있다. 치료 반응률이나 재발률은 임상시험 등을 통해서 계속 높여가는 중이고, 치료가 가능한 암 종류도 늘어나고 있는 추세다. 암 치료의 패러다임은 이미 바뀌는 중이라고 할 수 있다.

그럼 에피게놈을 우리 생활에 적용해볼 수는 없을까? 우리 일상에서 표적항암제처럼 문제가 되는 유전자 자체를 표적으로 맞춰 제거할 수는 없다. 하지만 우리가 매일 표지를 남기고 있는 습관 자체를 바꿈으로써 유전자의 표지를 건강하게 바꿀 수는 있다. 이제부터 건강한 습관에 대해 알아보자.

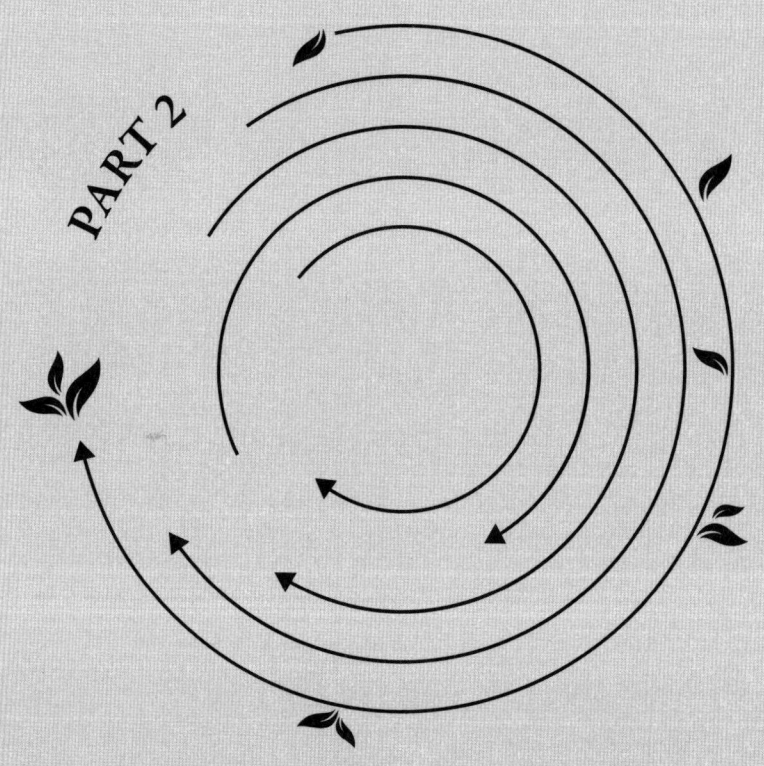

PART 2

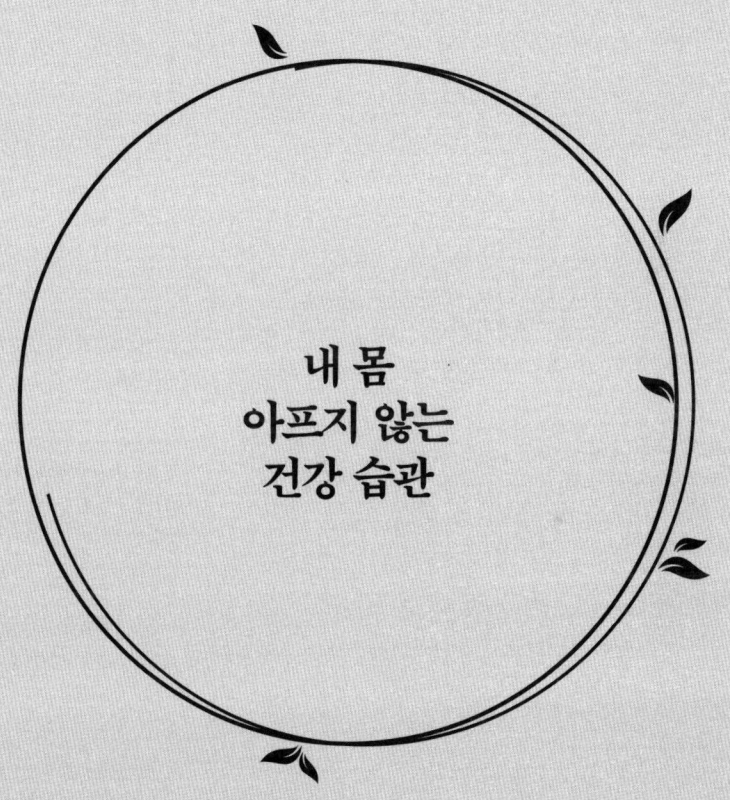

내 몸
아프지 않는
건강 습관

노화를 예방하는 식단

CHAPTER 2

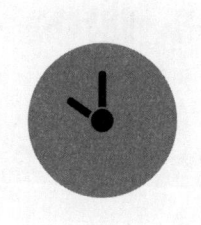

뇌를 죽이는 아침 식사

🌱 아침 식사가 중요한 이유

나는 항상 아침 식사의 중요성을 강조한다. 아침 식사가 여러 만성 질환을 예방하는 훌륭한 방법이라는 사실은 여러 연구에서도 확인할 수 있다. 아침 식사의 중요한 기능들 중에서 꼭 전하고 싶은 것이 있다. 공부하는 학생이나 정신노동을 하는 사람, 뇌 건강을 생각해야 하는 고령자들도 이것에 주목했으면 한다.

그건 바로 아침 식사가 뇌의 건강에 아주 중요하다는 것이다. 뇌는 우리가 죽을 때까지 24시간 활동하는 장기다. 우리가 깨어 있는 동안 뇌는 생각하고, 움직이는 모든 활동의 컨트롤타워로 활동한다. 그리고 우리가 자는 동안에도 뇌는 신체를 재정비하고, 뇌의 피로 물질도 씻어내는 정비 작업을 한다. 게다가 우리 몸의 생체시계를 조절하는 핵심 기관 역시 뇌다.

우리가 살아 있는 동안 단 1초도 쉬지 않고 일하는 뇌가 쓰는 영양소는 오직 단 하나, 바로 포도당이다. 그런데 우리가 자는 사이 밤새도록 움직이는 뇌에 연료인 포도당을 넣어주는 것이 바로 아침 식사다.

아침을 거르게 되면 뇌세포로 가는 포도당이 적어져서 뇌 기능이 떨어질 수밖에 없다. 게다가 포도당은 기억력과 관련된 '아세틸콜린'이라는 신경전달물질을 증가시키는 역할을 하기 때문에 아침을 거르면 집중력과 작업수행 능력이 떨어진다.

실제로 국내 한 연구에서 아침 식사와 수능 성적 간의 관계를 조사했더니 매일 아침 식사를 했다는 학생의 평균 점수가 아침 식사를 하지 않은 학생에 비해 20점이나 더 높았다. 물론 아침 식사만 하면 수능점수가 20점 올라간다는 뜻은 아니지만, 아침 식사가 그만큼 중요한 것은 사실이다.

아침 식사가 머리 쓰는 학생이나 직장인에게만 중요한 건 아니다.

아침 식사를 하는 습관은 당뇨나 심장질환 같은 만성질환의 발병 위험도 낮춰준다. 위를 비운 채 하루를 시작하면 지방이 축적되기 쉽기 때문에 콜레스테롤이 쌓여 심장병의 위험도 높아진다. 또 제2형 당뇨의 원인으로 지목되는 인슐린 저항성이 아침을 먹지 않는 사람에게 더 많이 일어난다는 연구 결과가 있다. 아침을 굶으면 점심과 저녁을 많이 먹게 돼서 비만의 위험도 높아진다.

아침 식사는 장내 유익균에도 영향을 미친다. 장내 유익균도 24시간의 리듬으로 활동한다는 사실을 아는가? 어떤 유익균은 저녁에 활동하여 졸리게 하는 물질을 분비하고, 어떤 균들은 낮의 활력에 필요한 물질을 만들어내면서 우리 몸의 컨디션을 유지하도록 돕는다. 그런데 아침을 거르면 이 균들이 제대로 활성화되지 못해서 생체리듬이 깨진다. 낮에 졸음이 쏟아지기도 하고, 몸이 무거워지기도 한다.

아침에 먹으면 뇌를 무력화시키는 음식

이처럼 아침 식사는 한 끼 식사의 의미를 넘어서, 하루를 시작하는

데 매우 중요한 활동이라고 할 수 있다. 그런데 아침은 시간도 없고 입맛도 없어서 대충 허기만 때우는 사람이 많다. 반대로 아침을 잘 챙겨 먹는 사람도 오히려 뇌 활동을 저해하는 음식을 먹는 경우가 많다.

좋은 음식을 찾아 먹는 것도 중요하지만 최악의 음식을 피하는 것이 더 현실적이다. 그래서 뇌를 무력하게 만드는 나쁜 아침 식사를 소개하고자 한다.

1. 씹지 않고 마시는 음식

건강을 위한다며 일부러 과일을 갈아서 마시는 사람이 많다. 과일은 몸에 좋으니까, 여러 가지를 갈아서 마시면 더 건강할 거라고 믿는다.

하지만 과일을 그대로 씹어 먹는 것과 갈아서 마시는 것 사이에는 아주 큰 차이가 있다. 과일을 갈면 영양소의 흡수 속도를 늦추는 불용성 식이섬유가 많이 파괴되면서 과일의 과당이 너무 빨리 흡수되고, 혈액에 너무 많은 포도당이 쏟아져나오게 된다.

그래서 매일 과일을 갈아 마시면 인슐린 저항성이 생길 수 있고, 포도당을 처리하는 간에도 큰 부담이 될 수 있다. 편하다고 해서 과일을 갈아서 마시지 말고 항상 씹어서 먹어야 하는 이유다.

꼭꼭 씹어서 먹는 행위는 그 자체만으로 뇌를 자극한다. 씹는 동작으로 인해 턱이 많이 움직이게 되면서 뇌로 가는 혈류가 늘고, 뇌에 공급되는 산소의 양이 증가한다.

그리고 음식을 씹을 때 귀밑샘에서 분비되는 파로틴이라는 호르몬에 주목할 필요가 있다. 파로틴은 혈관의 신축성을 높이고 백혈구 기능을 활성화해서 혈압, 동맥경화에 효과적이며, 면역력을 상승시키고 뇌 노화와 치매를 예방하는 데 도움이 된다.

여기에 더해, 음식을 씹을 때 나오는 침으로 분비되는 신경성장인자(이하 'NGF')는 신경세포의 회복을 촉진하고 뇌신경의 기능을 회복시켜서 뇌가 노화되는 것을 방지한다. 반대로 제대로 씹지 못하면 타액 분비량이 줄고, 그 결과 NGF가 줄어 뇌의 노화가 가속화될 수 있다는 뜻이다.

유럽에서는 '알츠하이머로 치매를 앓는 사람의 뇌에 NGF를 직접 투여한 결과 인식 능력이 개선됐다'는 연구 보고도 있었다. 잘 씹어서 침이 많이 나오기만 해도 뇌가 노화되는 것을 막아서 치매 위험을 줄일 수 있다는 것이다. 따라서 아침 식사는 주스나 우유, 두유와 같이 후루룩 마시는 것보다는 과일과 채소, 곡물 등을 꼭꼭 씹어서 먹길 바란다.

2. 희고 단 음식

희고 단 음식이란 설탕과 정제된 탄수화물을 말한다. 백미나 밀가루 같은 음식은 정제 과정에서 섬유질이 사라지고 녹말만 남은 형태다. 이런 정제 탄수화물이나 설탕은 쉽게 분해, 흡수돼서 혈낭을 급격히 올린다. 혈당이 빨리 오르면 인슐린이 지나치게 많이 분비되는 상태가 매일 반복되므로 인슐린 저항성이 생기게 되고, 이 역시 뇌 활동이 저하되는 원인이 된다.

특히 오랜 공복 뒤에 밀가루로 만든 빵이나 백미를 먹으면 혈당의 상승 폭이 더욱 커지기 때문에 아침 식사로 이런 음식을 먹는 것은 좋지 않다. 여기에 과도한 당분까지 더해지면 중성지방으로 전환돼서 뇌혈관에 나쁜 영향을 끼친다. 또 뇌의 식습관을 관장하는 조절 중추를 파괴해서 계속 단 음식을 찾게 되는 악순환이 생길 수 있다.

따라서 아침에는 가급적 달지 않은 통곡물, 채소 위주의 음식을 먹자. 이것이 하루 종일 뇌를 쌩쌩하게 만드는 비결이라고 할 수 있다.

3. 단백질이 없는 식단

뇌의 에너지는 포도당인데, 단백질이 뇌와 무슨 상관이 있을까? 아침이 되면 우리 몸에는 스트레스 호르몬인 코르티솔이 분비된다. 이 호르몬은 우리가 섭취한 음식물 속 영양소를 에너지로 전환해주고, 온몸 구석구석을 다니며 근육을 다시 만들어주는 역할도 한다. 이때 단백질이 근육의 재료로 쓰이게 된다.

코르티솔 호르몬의 체내 농도는 아침에 가장 높다. 다시 말해 아침 식사로 단백질을 먹으면 그 단백질이 근육을 만드는 데 쓰이기 쉽다는 것이다. 아침 식사만 잘해도 근육이 저절로 생긴다니 솔깃한 얘기 아닌가!

이렇게 근육이 충분해지면 노화의 속도가 늦춰지고, 뇌의 활성화에도 도움이 된다. 게다가 포도당 수치를 하루 동안 적절하게 유지하는 데도 큰 도움이 되고, 체온을 유지하는 데도 도움이 된다. 그러므로 아침 식단에는 두부, 달걀, 요거트, 치즈 같은 단백질 음식을 꼭 곁들이자.

4. 나쁜 지방이 많이 들어 있는 음식

포화지방이 많은 동물성 지방이나 튀긴 음식 혹은 마가린 같은 트랜스 지방을 아침으로 많이 먹는 건 좋지 않다. 포화지방과 트랜스 지방을 지나치게 많이 섭취하면 뇌로 혈액을 공급하는 뇌혈관에 직접적인 손상을 준다. 뇌에 혈액 공급이 원활하게 이뤄지지 못하기 때문에 뇌졸중과 치매의 위험이 커진다.

게다가 포화지방과 트랜스 지방을 과도하게 섭취하면 뇌의 식습관을 관장하는 조절 중추에 문제가 생겨서 뇌가 과식이나 폭식에도 포만감을 느끼지 못하게 될 수 있다. 실제로 지방과 당분이 많은 식사가 뇌의 기억 중추인 해마의 기능에 손상을 가져와서 먹은 음식에 대한 기억을 잊어버리고, 배가 찬 상태인데도 음식을 더 찾게 된다는 연구 결과가 발표되기도 했다.

그런데 이 연구에서 재미있는 결과가 하나 더 있었다. 고지방, 고당분 식사를 했던 실험 참가자들이 평소의 식습관으로 돌아간 다음 3주가 지나서 똑같은 테스트를 해봤더니, 해마의 기능이 정상으로 되돌아와 있었다는 것이다. 단 음식이나 튀긴 음식, 동물성 지방으로 된 아침을 먹던 사람도 채소와 단백질, 통곡물 같은 건강한 탄수화물 위주의 식습관으로 바꾼다면 뇌가 다시 건강해질 수 있다는 뜻이다.

지금까지 뇌를 무력하게 만드는 아침 식사에 대해 소개했다.

첫째, 씹지 않고 마시는 식사 대신 꼭꼭 씹어서 먹는 것만으로도 뇌를 활성화할 수 있다. 둘째, 희고 단 음식, 설탕이나 정제 탄수화물 대신 통곡물, 채소 위주의 음식을 먹는 게 좋다. 셋째, 아침 단백질은 근육과 에너지의 재료가 돼서 뇌의 노화를 방지하는 데 도움이 된다. 넷째, 뇌의 식습관을 관장하는 조절 중추를 고장나게 만드는 포화지방, 트랜스 지방 대신 채소와 단백질, 건강한 탄수화물 식단을 먹으면 뇌가 더 건강해질 수 있다.

오늘부터라도 뇌를 무력하게 만드는 아침 식사 대신 뇌가 쌩쌩해지는 아침 식사로 바꿔보자! 내일이 좀 더 활기차고, 미래의 내가 더 건강해지는 좋은 선택이 될 것이다.

오토파지 스위치 켜기

앞서 젊음을 유지하는 비결인 오토파지에 대해 설명했다. 우리 몸의 재활용 시스템이라고 할 수 있는 오토파지는 돈도 들지 않고, 우리 몸의 시스템을 아주 스마트하게 이용하는 방법이다.

우리 몸의 재활용 시스템인 오토파지가 자주 또는 계속 일어나면 좋을 것 같지만, 사실 그렇지 않다. 생명 유지에 필요할 때만 오토파지가 일어나게 된다. 그렇기 때문에 우리 몸이 필요로 할 때 오토파지가 활발하게 일어날 수 있도록 오토파지 스위치를 켜주는 것이 매우 중요하다. 그 방법이 바로 '소식'과 '단식'이다.

우리 몸이 가장 중요하게 생각하는 생명 유지에 필수적인 요소는 당연히 영양분이다. 우리 몸은 식물처럼 광합성을 해서 스스로 영양분을 만들어내는 게 아니라 외부에서 끊임없이 공급받아야 생명이 유지되기 때문이다.

오토파지는 바로 이 원리를 이용하는 것이다. 적게 먹거나, 심하게는 하루 이틀 굶으면 우리 몸은 깜짝 놀라게 된다.

'어, 양분이 갑자기 안 들어오네? 그전엔 충분히 들어와서 남았는데 이제 겨우 쓸 만큼만 들어오네?'

놀란 몸은 비상사태를 선언한다.

"자, 이제부터는 영양분이 부족할지 모른다. 공장을 효율적으로 만들어서 적은 양분으로 생명 유지에 문제가 없도록 열심히 일해라!"

이렇게 오토파지 시스템을 부랴부랴 작동시킨다. 예를 들어 보통 사람들은 하루에 2000kcal 정도의 에너지를 소비한다. 그런데 소식이나 단식으로 먹는 양을 줄여서 900kcal 정도만 섭취하면 오토파지 스위치가 켜진다. 그러면서 세포 속에 있는 염증세포, 손상된 세포, 비정상적인 세포 등을 스스로 먹어 분해한다. 그렇게 해서 부족한 1100kcal의 에너지를 확보한다는 것이다.

건강하게 장수하는 사람들을 보면 예외 없이 소식을 한다. 그 사람들이 오토파지를 알아서 소식한 게 아니라 소식을 하면서 자동으로 오토파지 시스템이 활성화된 것이다.

꾸준히 소식할 수 있는가?

자, 이제 결론은 명확해졌다. 살을 빼기 위해서만이 아니라 건강하게 오래 살 수 있도록 소식을 해야 한다. 소식을 하는 가장 쉬운 방법은 한 끼에 먹을 음식의 양을 하루 세 번으로 나눠서 먹는 것이다. 평소 먹던 양의 3분의 1 정도를 먹는 것이다.

"저는 워낙 대식가라 소식을 하기 어려워요."

"적게 먹으면 힘이 안 나요."

이렇게 말하는 사람이 많을 것이다. 하지만 나는 자신 있게 말할 수 있다. 현대의 한국인 대부분의 사람이 영양 과잉의 식사를 하고 있다. 활동량에 비해 섭취하는 열량이 너무 많다.

"무슨 소리예요. 저는 하루에 두 끼밖에 안 먹어요."

이렇게 말하는 사람도 있을 것이다. 그런데 잘 생각해보라. 지나가다 과자를 한두 개 집어 먹고, 믹스커피를 한잔쯤 마시고 과일은 몸에 좋은 거라며 수시로 먹는다. 몸에 좋다고 하니까 마늘 진액 같은 것도 매일같이 챙겨 먹는다.

그러면 우리 몸은 칼로리가 충분히 들어왔다고 생각한다. 왜냐, 당분만 있으면 우리 몸은 그것으로 단백질도 만들고 지방도 만들고 다 만들어낼 수 있기 때문이다. 설탕과 프림이 잔뜩 들어간 커피를 매일 서너 잔 마시면 내 몸의 오토파지 시스템은 편안하게 낮잠을 자고 있을 것이다.

소식이 좋다면 아예 단식을 하는 건 어떨까? 이런 의문이 생길 것이다. 나는 평소에 꾸준히 소식하는 것과 가끔 단식하는 것 중에 무엇이 더 어렵냐고 묻는다면 평소 꾸준한 소식이 훨씬 더 어렵다고 생각한다. 왜냐하면 소식이란 간식을 먹지 않는 것은 전제로 하기 때문이다. 밥을 3분의 1공기만 먹는다고 소식이 아니다. 간식이 밥보다 훨씬 더 칼로리가 높다.

따라서 평소에 간식도 먹고 가끔 '치맥'도 먹어줘야 하는 사람이라면 차라리 가끔 단식하는 게 더 쉬울 것이다.

🌱 소식이 어렵다면
• 간헐적 단식을 하라

실제로 단식과 오토파지 시스템의 활성화에 관한 연구가 많이 축적되어 있다. 단식 시간은 연구 결과에 따라 약간의 차이가 있지만, 마지막 식사를 한 후 만 하루인 24시간 이후부터 오토파지 시스템이 급속도로 활성화되고, 만 3일인 72시간의 단식 시간을 유지할 때 최고로 오토파지가 활성화된다고 본다.

따라서 한 달에 하루 이상의 단식을 한두 번 하고, 이 루틴을 3~5개월 반복하면 오토파지를 활성화하는 데 큰 도움이 되는 것으로 알려져 있다.

하지만 사흘간의 단식을 아무나 할 수 있는 건 아니다. 하루 이상의 단식이 어려운 사람은 24시간 미만의 간헐적 단식을 선택하면 된다. 하루 24시간 중 8시간 안에 식사를 하고, 16시간은 공복으로 유지하면서 물과 열량이 없는 차를 마시는 방법이다. 이 방법을 매일 루틴으로 가져가면 오토파지 활성에 도움이 된다.

이마저도 힘들다면, 적어도 하루 12시간을 공복으로 보내야 한다. 아침 8시에 식사를 했다면 저녁 식사는 오후 8시 전에 끝내는 방식이다. "어? 나는 이미 그렇게 하고 있는데?"라고 하는 사람이 많을 것이다. 맞다. 다만 세 끼 식사를 하고 야식이나 달달한 꿀차, 과일 같은 군것질을 참으면 되는 것이다.

이런 간헐적 단식을 할 때 중요한 건 절대 식사량을 늘리지 않는 것이다. 공복 시간이 길었다고 해서 더 많은 양을 먹게 되면 결국 폭식을 습관으로 만들게 된다. 이렇게 되면 단식을 한 의미가 없다. 단식을 진행할 때도 가장 중요한 건 소식이라는 걸 잊지 말길 바란다.

우리 몸의 재생 시스템인 오토파지가 제대로 돌아가지 않으면 각종 만성질환과 암의 위험을 높이게 된다. 이 오토파지를 활성화하는 방법으로 소식과 단식을 제안한다.

다만 주의할 점이 있다. 당뇨 같은 만성질환이 있는 사람이라면 무작정 단식을 시작하는 게 오히려 건강에 해로울 수 있다. 먼저 의사와 상담하고, 자신에게 맞는 식이요법으로 오토파지를 활성화하는 방법을 찾아보길 바란다. 또 단식을 진행하더라도 건강에 유의하면서 절대 무리하지 말아야 한다.

신체 나이 거꾸로 돌리기

요즘은 늙지 않는 '항노화', '안티 에이징(anti aging)'을 넘어 '역노화', '리버스 에이징(reverse aging)'이라는 말이 나올 정도로, 노화의 역행에 대한 관심과 연구가 활발하다. 노화는 나이가 들면서 신체의 구조와 기능이 점진적으로 저하되고, 질병과 사망에 대한 감수성이 급격하게 증가하면서 쇠약해지는 인간의 숙명적인 과정이 아니라. 극복할 수 있는 질병의 개념으로 봐야 한다는 의견을 가진 학자도 많아졌다.

노화에 대한 이야기를 하면 "노화를 막아준다는데, 이런 영양제는 어떤가요?"라고 물어보는 사람이 종종 있다. 우리나라에는 유통되지 않고, 직구로도 들여올 수 없는 영양제인데, 회춘 영양제라고 하니까 눈이 번쩍 뜨인다는 것이다.

그런데 이런 영양제는 아직 효능과 부작용 등이 제대로 확인되지 않았고, 정확히는 인간의 신체를 대상으로 장수 유전자의 활성화에 대한 연구가 더 많이 이뤄질 필요가 있어 보인다.

그러므로 고용량, 고농축의 영양제보다는 우리가 항상 섭취해왔던 자연의 음식으로 노화의 시계를 되돌려보면 어떨까? 과학적으로 입증된, 노화를 역행하는 성분이 풍부한 식품들을 소개한다. 좀 더 어려지고 싶다면, 이런 음식을 챙겨 먹어보길 바란다.

1. 풋콩

껍질째 삶아서 까먹는 푸른 콩을 다들 알 것이다. 풋콩은 장수 유전자 '시르투인'의 스위치를 켜는 원료가 되는 NMN(Nicotinamide mononucleotide)이 풍부하다.

노화를 거스르는 장수 유전자로 알려진 시르투인이라는 신호전달 물질이 있다. 시르투인은 노화와 수명에 관련된 대부분의 반응 경로를 통제하고 조절하는 장수 유전자로, 건강 장수의 열쇠를 쥐고 있는 마스터 유전자 역할을 한다. 손상된 DNA를 복구하고, 암과 노화를 억제하는 데 필수적인 요소라고 할 수 있다.

이 시르투인의 활동을 활성화하는 것이 NAD(Nicotinamide Adenine Dinucleotide)라는 물질이다. 이것은 세포 내 산화환원반응에 있어 중요한 매개체 역할을 하는 조효소다. 시르투인 관련 연구에 따르면, 섭취 열량을 제한한 쥐에서 미토콘드리아 내에 NAD가 많이 생성되고, 이로 인해 시르투인 유전자 활동이 증가한 것으로 나타나기도 했다.

정리해보면 [미토콘드리아 내 NAD 생성량 증가 → 시르투인 유전자 활성화 → 장수]라고 할 수 있다. 시르투인을 활성화하는 NAD의 재료(어려운 말로는 '전구물질'이라고 한다) 중에서 NAD로 합성되는 가장 가까운 물질이 바로 NMN이라는 것이다.

NMN은 노화에 따라 활성화되는 유전자 발현을 억제해서 노화를 예방할 뿐만 아니라, 미토콘드리아의 산화 대사 기능을 향상시켜서 골격근 기능을 개선하는 역할도 한다. 동물실험에서 늙은 쥐에게 장기간 NMN을 투여한 결과 시력 개선, 골밀도 증가 등 소위 '회춘'이라 부를 만한 변화를 발견할 수 있었다고 한다. 《노화의 종말》 저자인 데이비드 A. 싱클레어 교수도 식품에서 NMN을 추출한 보충제를 섭취하는 것으로 유명하다.

NMN 보충제도 자연의 식품에서 추출한 성분인 만큼, 자연식품의 상태로 몸에 부담 없이 먹는 게 가장 좋다고 본다. 그래서 NMN의 함량이 높은 음식으로 풋콩과 브로콜리, 양배추를 권한다. NMN 연구 논문에 실린 NMN 함량이 높은 식품을 살펴보면 풋콩, 브로콜리, 아보카도, 버섯, 양배추, 오이, 토마토 등의 식품이 있다. 소고기와 새우에도 NMN이 소량 들어 있다. 따라서 풋콩이 좀 생소하다면, 브로콜리, 버섯, 양배추, 오이, 토마토를 다양하게 매일 먹는 것도 좋은 방법이 될 수 있다.

2. 달걀

달걀은 시르투인의 스위치를 켜는 NAD라는 물질을 형성하는 데 아주 중요한 원료가 되는 트립토판이 풍부한 식품이다. 트립토판은 필수 아미노산이자, 우리 인간의 생명을 유지하는 데 중요한 기능을 수행한다. 트립토판은 에너지 대사에 쓰이는 비타민B3(니아신)으로 전환되어서 NAD의 전구물질이 되기 때문이다.

트립토판의 함량이 높은 음식으로는 우유, 닭고기를 들 수 있지만, 유당불내증이 있는 사람은 우유를 꾸준히 먹기 힘들 것이다. 생선을 매일 챙겨 먹기도 쉽지 않다. 그래서 달걀노른자를 추천한다. 달걀 섭취가 신체의 트립토판 수치를 높이는 데 도움이 되는데, 노른자에 트립토판이 몰려 있기 때문이다. 그러니 달걀을 먹을 때는 노른자도 빼놓지 말고 먹길 바란다.

3. 포도

포도에는 장수 유전자 시르투인에 직접 작용하고 활성화하는 물질인 레스베라트롤이 많이 함유되어 있다. 레스베라트롤은 붉은 포도 껍질과 포도 씨에 풍부하게 함유된 폴리페놀의 일종이다.

그동안 레스베라트롤은 항산화 작용과 심장 보호작용, 동맥경화 예방효과 등의 관점에서의 연구가 활발했고, 강력한 암 예방 효과와 항염증 작용으로 많은 관심을 모았다. 후속 연구를 통해 레스베라트롤의 작용이 바로 장수 유전자 시르투인을 활성화한다는 것을 밝혀냈다.

레스베라트롤은 시르투인 관련 다수의 동물실험에서 초파리와 생쥐의 수명을 20%나 증가시켰고 암, 심장병, 당뇨 등 수십 가지 질환으로부터 회복력을 높였다. 물론 이런 효과가 인간에게도 유의미한 것인지 연구를 더 해볼 필요는 있다. 하지만 포화지방이 많은 음식과 적포도주를 즐기는 프랑스 사람들에게 심혈관 질환이 적다는 '프렌치 패러독스'를 생각해보면, 연관성을 어느 정도는 기대해볼 수 있지 않을까 싶다.

다만 포도를 먹을 때 주의할 점이 있다. 레스베라트롤을 제대로 섭취하고 싶다면 지금까지 우리가 포도를 먹어왔던 방법과 정반대로 먹어야 한다. 그건 바로 알맹이보다는 껍질과 씨를 꼭꼭 씹어서 먹는 것이다. 레스베라트롤이 가장 많이 분포하는 곳은 포도의 껍질과 씨앗이기 때문이다.

지금까지는 포도를 먹으면서 너무 많은 레스베라트롤을 버린 셈이니, 지금부터라도 알맹이보다 껍질과 씨앗을 꼭꼭 씹어서 먹길 바란다. 물론 껍질까지 먹기 위해서는 포도를 꼼꼼히 세척해서 먹어야 한다.

노화의 시계를 되돌릴 수 있는, 나이를 거꾸로 먹을 수 있는 대표적인 음식들을 소개했다. 물론 이 음식들만 먹으면 영원히 늙지 않는다고 말하긴 어렵다. 다만 우리 몸의 에너지 효율이 더 올라가도록 도울 수 있다. 그래서 노화의 속도를 늦추는 데 도움이 될 수 있다. 이 음식들이 가지고 있는 유익한 성분들은 우리 몸속의 수많은 세포 속 에너지 공장에서 에너지를 만들어낼 때 꼭 필요한 원료로 쓰일 뿐만 아니라, 만성질환을 예방하는 데도 큰 도움이 된다. 그러므로 이 음식들을 하루 세 끼 식사와 간식에 적용해보자.

50대 신(新) 중년 밥상

노화를 절감하는 신중년기

50대는 몸도 마음도 많이 불안한 시기다. 가족이며 일이며 신경 써야 할 일이 많아지고, 어디 아프기라도 하면 이게 큰 병의 신호는 아닌가 걱정이 된다. 사실 50대는 10대의 사춘기만큼 몸과 마음에 큰 변화가 찾아오는 시기인데, 어른이기 때문에 티도 못 내고 마음속으로만 끙끙 앓는 사람이 많다.

사실 50대도 사춘기인 10대만큼 관심과 보호를 받아야 한다! 50대는 사춘기만큼 생리학인 변화가 빠르게 진행되기 때문이다. 기억력이 떨어지고, 근골격량이 감소하고, 남녀 모두 갱년기가 찾아오고, 노화의 속도가 빨라지는 것처럼 느껴진다.

그래서 요즘은 50대에서 60대 초반까지를 '신중년기'라고 부르기도 한다. 신중년기란 '신체, 사회, 가족적 측면에서 많은 변화를 겪게 되는 50~64세 사이로 새롭고 건강한 삶을 지향하는 세대'를 가리키는 말이다.

신중년기인 사람들이 가장 많이 걱정하는 게 뭘까? 바로 만성질환, 그리고 하루하루가 다른 것 같은 체력일 것이다. 평생 건강했던 사람도 50대에 건강검진을 받으면 혹시 숨겨진 병이라도 있을까 봐 조마조마한 마음이 들기도 한다. 그래서 주변에서 "뭐가 건강에 좋다더라." 하면 더 관심이 가게 된다.

이런 사람들에게 당부하고 싶은 게 있다. 건강에 가장 효과적인 방법은 뭔가 새로운 걸 더 먹는 게 아니라 늘 먹던 밥상을 좀 더 건강하게 바꾸는 거라는 사실이다.

50대에 먹어야 할 음식

우리나라 식약처에서 발간한 「신중년 맞춤형 식사 관리 가이드」가 있다. 50대부터 60대 초반까지, 신중년기라면 꼭 알아야 할 건강 정보를 모아서 만든 자료다. 이 자료를 기초로, 50대에 반드시 먹어야 하는 식품을 소개하겠다.

1. 잡곡밥

주식은 통곡물로 매 끼니 3분의 2 이상을 먹는 게 좋다. 밥을 지을 때 백미를 3분의 1 정도 넣고 나머지 3분의 2는 현미와 다양한 잡곡을 섞는 것이다.

백미는 정제된 탄수화물에 속한다. 대부분이 포도당으로 전환되기 때문에 혈당을 급격하게 올리고, 남는 포도당은 중성지방으로 축적되기 쉽다. 밀가루로 만든 국수나 빵도 정제 탄수화물이기 때문에 끼니로 먹는 건 좋지 않다. 밥 대신 가끔 빵을 즐긴다면 밀로 만든 빵 대신 통밀빵이나 잡곡빵으로 바꾸는 게 좋다.

2. 채소 반찬

식사 때마다 다양한 채소와 해조류를 한 컵 이상 먹는 것을 원칙으로 하는 게 좋다. 한 컵이면 2~3가지 나물이나 해조류 반찬을 골고루 먹을 수 있는 분량이다. 반찬을 만들 때는 간을 심심하게 하고, 김치는 최대한 작게 썰어서 나트륨 섭취량을 조절하는 게 좋다.

3. 단백질 식품

단백질은 우리 몸에서 근육을 만드는 재료로 쓰이기 때문에 자칫 감소하기 쉬운 근육량을 유지하는 데 매우 중요한 역할을 한다. 끼니마다 생선, 살코기, 달걀 중에서 한 가지를 꼭 먹어야 한다. 생선은 한 토막, 달걀은 1개, 소고기나 돼지고기, 닭고기는 지방이 없는 부위로 탁구공 1.5개 정도의 양을 먹는 게 좋다. 탁구공 1.5개는 작은 접시로 한 접시 정도라고 생각하면 된다. 이런 음식을 번갈아가며 먹고, 두부도 국에 넣어서 챙겨먹으면 좋다. 특히 고등어 같은 등푸른생선은 매주 2~3회 정도 먹으면 좋다.

4. 건강한 지방

불포화지방산이 풍부한 기름 적당량과 견과류 한 줌 정도를 매일 먹는 게 좋다. 지방이 많은 고기나 닭 껍질, 햄 같은 가공된 육류는 혈관 건강에 좋지 않은 포화지방산이 많기 때문에 되도록 피하자. 불포화지방산이 풍부한 생선으로 대체하는 게 좋다.

또 버터나 마가린 대신 올리브유, 들기름, 콩기름 같이 불포화지방산이 풍부한 기름을 쓰는 게 좋다. 불포화지방산이 풍부한 지방을 섭취하면 혈액 내의 중성지방 수치와 혈전을 감소시켜서 심장질환의 발병 위험을 낮춰주고, 혈액 내 콜레스테롤 수치를 낮춰서 심장질환의 발병 위험을 낮춘다. 심장 건강을 위해 불포화지방산 음식을 꼭 챙기길 바란다.

5. 토마토

미국《타임》지가 선정한 10대 슈퍼푸드 중 하나가 바로 토마토다. 건강하게 오래 사는 나라 중 하나인 이탈리아에서는 토마토를 이용한 요리가 굉장히 많고, 매끼 식탁에 토마토가 올라갈 정도로 소비가 많다고 한다.

생체나이와 노화를 늦추기 위해서는 '활성산소'에 주목해야 한다. 활성산소는 노화를 유발하고 DNA를 손상시키는 물질이다. 이 활성산소를 없애주는 항산화 물질이 풍부한 식품을 먹는 것이 노화를 방지하는 데 도움이 된다.

토마토 속에 들어 있는 '라이코펜'은 강력한 항산화 물질이다. 활성산소를 억제하고 동맥의 노화 진행을 늦춰주는 효과가 있다. 붉은 빛을 띠는 것은 바로 리코펜 성분 때문이다. 그렇기 때문에 잘 익은 빨간 토마토를 먹는 것이 건강에 도움이 된다.

토마토는 그냥 먹는 것보다 기름을 이용해서 요리해 먹는 것이 더 좋다. 리코펜 성분은 기름을 이용해 요리해 먹으면 체내 흡수율이 높아지기 때문이다. 열에 강하고 기름에 용해되기 쉬운 성질을 가지고 있어, 기름에 볶거나 구운 토마토를 먹으면 혈중 리코펜 농도가 2~3배로 오를 정도로 효과가 있다. 올리브유 등에 조리를 하거나 올리브유 등을 섞어 샐러드로 만들어 먹는 것이 좋다.

다만 토마토에는 산이 많이 함유되어 있어서, 위산이 과도하게 많이 분비되는 사람에게는 복통을 유발할 수 있으므로 공복에 먹지 않는 것이 좋다.

6. 레드 와인

프랑스인들은 지방이 많은 음식을 섭취하면서도 심장질환의 발병률이 낮다. 실제로 프랑스에서 육류와 지방 섭취율이 40%에 육박할 정도인데, 심장병 발생률은 미국의 3분의 1에 불과하다고 한다. 세계보건기구(WHO)의 연구에 따르면 프랑스인들이 유독 심장병에 덜 걸리는 이유가 바로 레드 와인을 즐겨 마시는 식습관 때문이라고 한다. 앞서 언급했듯 이 역설적인 상황을 일컬어서 '프렌치 패러독스'라고 한다.

레드 와인은 알코올과 항산화제를 모두 가지고 있다. 와인에 들어 있는 페놀 화합물 성분, 레스베라트롤, 폴리페놀 등은 강력한 항산화 작용을 한다. 특히 레스베라트롤은 포도가 곰팡이로부터 자신을 보호하기 위해 생성을 하는 물질로, 세포의 손상과 노화를 막는 역할을 한다.

또한 레스베라트롤에는 수명 연장 효과도 있다. 2003년 영국의 과학전문지인 《네이처》에 발표된 논문에 따르면 레드 와인 속의 레스베라트롤이 세포 사면을 억제하는 유전자를 활성화해 생명을 연장한다고 한다.

그리고 알코올은 간에서 분해되면서 NADH라는 물질을 만드는데, 이는 상대를 환원시키는 작용을 한다. 항산화제가 한 번 사용이 되면, 다시 그 기능을 할 수 있게 회복을 돕는 것이다. 즉 계속해서 몸에 좋은 작용을 할 수 있게 돕는다.

한 가지 덧붙이자면, 레드 와인이 비싸다고 해서 더 좋은 것은 아니다. 가격의 차이는 효능과는 상관이 없다.

7. 녹차

《타임》이 선정한 노화 방지 식품 10가지 중 하나가 바로 녹차다. 활성산소는 노화를 유발하는데, 이 활성산소를 줄이는 항산화 물질 중 대표적인 것이 바로 비타민C다. 그런데 비타민C보다 항암, 항균 작용이 최대 100배 강력한 성분이 바로 녹차 속에 들어 있는 '카테킨'이다.

녹차를 마시면 떫은맛이 나는데, 바로 이 카테킨 성분 때문이다. 카테킨은 폴리페놀의 일종으로, 비타민C와 비타민E 등 다량의 항산화 비타민을 함유하고 있다. 카테킨은 바람직하지 않은 세포군집의 생산과 개시를 멈추거나 느리게 하고, 노화의 원인을 제거한다. 항산화 작용과 함께 항염증 작용도 해서 암을 억제하는 효과가 있다고 알려져 있다. 실제로 녹차가 위암과 대장암, 전립샘암 예방에 효과적이라는 연구가 보고된 바 있다.

카테킨은 찬물보다 미지근한 물에 우려야 항산화 성분이 더욱 높다. 녹차를 우릴 때는 물의 온도가 60~80℃의 미지근한 물에서 3분 정도 우리는 것이 좋다. 하지만 녹차에는 카페인 성분이 다량 함유되어 있으므로, 카페인에 민감하거나 위장이 약한 사람, 임산부 등은 마시지 않는 것이 좋다.

8. 마늘

　미국 국립암연구소에서 항암효과가 좋은 식품으로 마늘을 발표하기도 했다. 마늘은 항노화 작용도 탁월한 것으로 알려져 있다. 또 마늘은 혈중 콜레스테롤과 중성지방 수치를 낮추는 것은 물론 혈액순환 개선에 도움이 되어 혈압과 혈당을 안정시키는 데 도움이 된다.
　마늘은 향이 강하고 알싸하게 매운맛이 나는데, 바로 '알리신'이라는 성분 때문이다. 알리신은 세포의 노화를 막고, 호르몬의 분비를 왕성하게 한다.
　알리신은 열을 가하면 손실이 되기 때문에 생으로 먹는 것이 좋다. 다만 위장이 약한 사람은 복통을 유발할 수 있으므로 익혀서 먹어야 한다. 마늘을 익혀 먹게 되면 알리신 성분을 제대로 섭취할 수 없지만, 다른 성분이 생성되면서 신진대사를 원활하게 해준다.

9. 견과류와 과일

튀김이나 초콜릿, 버터 듬뿍 든 빵 대신 땅콩, 호두, 아몬드 등과 같이 건강한 지방을 섭취할 수 있는 음식을 간식으로 대체하자. 과일은 하루 사과 반쪽 정도의 분량을 한두 번 먹으면 충분하다.

결론은, 너무 뻔한 얘기지만 매일 먹던 음식을 좀 더 건강하게 골고루 갖춰서 먹는 것이다. 이렇게 식상한 기본적인 원칙이 신중년에게 가장 중요한 부분이라는 걸 잊지 말자. 40대라고 해서 이런 음식을 안 먹어도 된다는 것은 아니다. 40대에는 고혈압과 당뇨병 등의 생활습관병과 암 등에 대한 예방과 관리가 필요한 시기다. 50대는 노화로 인한 질병과 갱년기 호르몬 이상이 오기 쉬워, 노화의 원인인 활성산소를 제거하는 것이 건강을 지키는 방법이다.

가는 세월을 막을 수 없지만, 정통으로 맞는 세월을 피해 천천히 건강하게 나이가 들고 싶다면 평소 먹는 음식에 조금만 신경을 써보자. 새로운 것을 찾아서 더 많이 먹는 것보다는, 기본에 충실한 건강한 밥상으로, 만성질환 없이 건강한 신중년기를 보내길 바란다.

치매를 예방하는 마인드 식단

치매는 예방이 최선이다

셰익스피어의 비극 『리어왕』 속 여든 살이 넘은 리어왕은 이 병으로 그릇된 선택을 하는 바람에 사랑하는 세 딸과 왕국을 잃게 된다. 이 질환은 과연 무엇일까? 그건 바로 치매다.

치매는 '나를 잃어버리는 병', '기억의 살인자'로 불린다. 기원전 2천 년경 고대 이집트인들도 나이가 들면 점차 기억이 적어진다는 기록을 남겼다고 한다. 그만큼 치매는 우리 인류의 역사와 함께해왔는데, 질환으로서의 치매의 역사는 참 짧다.

우리가 치매라고 통칭하는 노인성 치매와 '초로기 치매'라고도 불리는 알츠하이머 질환이 세분화되고 연구가 진행되기 시작한 것은 1910년경부터다. 명확한 치료법과 확실한 치료제도 아직은 없다. 치매에 대해 명확하게 말할 수 있는 단 한 가지는, 예방이 최선이라는 것이다. 치매 예방의 핵심은 뇌를 손상하는 위험 요인을 줄이고, 뇌를 보호하는 요인은 꾸준히 강화해주는 것이다.

미국의 한 연구팀이 치매 예방을 위한 식단을 발표해서 화제가 된 바 있다. 이것을 일명 '마인드(MIND) 식단'이라고 하는데, 장수 비결로 유명한 지중해식 식단과 미국 국립보건원이 만든 고혈압 예방 식단인 대시 다이어트의 장점을 취합한 식단이다.

실제 미국에서 장년층 약 6천 명의 데이터를 분석한 결과, 마인드 식단을 충실히 따른 그룹은 알츠하이머 발병 위험률이 35% 낮았다. 식단을 충실하게 따르지 않고 적당히 한 그룹에서도 알츠하이머 발병 위험률이 18% 낮았다는 연구 결과가 발표됐다.

치매를 예방해주는 음식 10

그렇다고 마인드 식단이 새로운 식품을 제시한 건 아니다. 우리가 평소에 먹는 식품 중에 뇌 건강에 좋은 식품 10가지를 골고루 섭취할 수 있도록 한 것이다. 마인드 식단의 치매 예방 식품 10가지를 알아보고 이런 음식을 먹는 방법도 소개하고자 한다.

1. 통곡물

통곡물은 매일 세 번씩 먹는 게 좋다. 얼마 전 국내 연구팀이 귀리에 치매 예방과 치료에 효과적인 물질을 발견해서 화제가 되었다.

통곡물이 이렇게 좋다는 걸 알아도 막상 먹기는 좀 망설여지는 게 사실이다. 통곡물을 먹을 때는 입안이 까끌까끌하고 오래 씹어야 겨우 삼킬 수 있는데, 이렇게 씹는 활동을 많이 하게 되면 뇌 혈류량이 증가하고 뇌신경을 활성화하는 데 도움이 된다. 통곡물의 항산화 성분이 활성산소를 제거해서 염증 발생을 막는 데 도움이 되기도 한다. 통곡물을 먹기 힘들더라도 '이게 다 치매 예방을 위한 거다'라고 생각하고 꼭꼭 씹어 먹어보자.

2. 녹색 채소

녹색 채소는 일주일에 여섯 번 이상 먹어야 뇌 건강에 큰 효과가 있으므로 통곡물과 함께 매일 먹는 게 좋다. 녹색 채소는 각종 비타민과 미네랄이 풍부한 영양소의 보고라고 할 수 있는데, 특히 녹색 잎채소에 풍부한 엽산과 비타민 B12에 주목할 필요가 있다. 엽산 섭취가 부족하면 치매에 걸릴 확률이 3배, 비타민 B12가 부족하면 4배나 높아진다는 연구 결과도 있으므로 케일, 시금치, 브로콜리 등 녹색 채소를 다양하게 매일 먹는 것이 중요하다.

3. 다양한 색의 채소

매일 녹색 잎채소와 함께 다른 색을 띤 채소 한 가지를 곁들여서 먹는 것이 좋다. 채소는 체중 감량에 도움이 될 뿐 아니라 호박과 같은 녹황색 채소에는 카로틴이 풍부하고, 감자나 토마토, 무에는 칼륨이 풍부해서 치매 예방에 도움이 된다. 마인드 식단은 뇌 건강에 있어서 통곡물과 채소를 1순위로 둔다. 매일 챙겨 먹길 바란다.

4. 견과류

견과류는 일주일에 적어도 다섯 번 이상 먹는 것이 좋다. 견과류에는 건강한 지방과 섬유질 및 항산화 성분이 풍부해서 나쁜 콜레스테롤 수치를 낮추고 심장 질환의 위험을 낮춘다는 연구 결과가 많이 발표되고 있다. 특히 '브레인 푸드(brain food)'라고도 불리는 호두는 뇌의 염증과 세포 손상을 막아주는 알파리놀렌산이 풍부하다. 그뿐 아니라 호두에는 수면 호르몬으로 알려진 멜라토닌이 풍부해서 수면과 면역력에 도움을 주기 때문에 중년 이후의 건강을 생각한다면 꾸준히 먹는 것이 좋다.

5. 콩류

콩은 일주일에 적어도 세 번 이상 먹는 것이 좋다. 콩에는 레시틴이라는 단백질이 풍부하다. 레시틴은 체내에서 콜린이라는 물질로 바뀌어서 뇌의 신경전달물질인 아세틸콜린의 원료로 사용되기 때문에 기억력과 집중력 향상 그리고 치매 예방에 도움을 받을 수 있다. 검은콩은 레시틴도 풍부하고 항산화성분과 식물성 에스트로겐 성분도 풍부해서 갱년기 이후 여성들에게도 도움이 많이 된다.

6. 닭고기나 오리고기

닭고기나 오리고기를 일주일에 두 번 정도 먹는 게 좋다. 마인드 식단에서는 단백질 섭취가 중요하다. 그래서 식물성단백질은 통곡물과 콩으로, 동물성단백질은 지방이 많은 붉은 고기 대신 단백질 함량이 높은 닭고기, 오리고기로 섭취하기를 추천한다.

7. 베리류

딸기, 블루베리, 라즈베리 등 각종 베리류 과일을 적어도 일주일에 두 번 이상 먹는 게 좋다. 베리류 과일에 풍부한 안토시아닌은 강력한 항산화 효과로 활성산소 제거에 좋고, 폴리페놀은 뇌세포 노화 방지에 도움을 주는 것으로 알려져 있다. 미국의 한 연구에서는 알츠하이머 치매 위험이 높은 노인들의 치매 발생을 예방하는 데 베리류가 효과가 있다는 결과가 나타나기도 했다.

우리에게 익숙한 딸기에 들어 있는 '피세틴'이라는 항산화 성분은 인지 기능 저하와 뇌 염증을 줄여준다는 실험 연구 발표도 있었다. 구기자, 고지베리도 추천한다. 구기자는 치매 예방에 효과가 있다. 이왕 먹을 과일이라면 딸기나 블루베리로 먹어보자.

8. 등푸른생선

일주일에 한 번은 등푸른생선을 먹는 것이 좋다. 등푸른생선에는 치매 예방에 꼭 필요한, 좋은 단백질이 들어 있을 뿐 아니라 혈중 지방을 낮추는 EPA와 뇌를 활성화하는 DHA 등 오메가-3 불포화지방산이 풍부하다. 일주일에 한 번 신선한 고등어, 꽁치, 삼치를 구워 먹고 뇌에 좋은 단백질을 공급해보자.

9. 올리브유

올리브유는 모든 요리에 식용유와 지방을 대체해서 쓰면 좋다. 올리브유는 지중해식 식단에서 빠지지 않는 식재료이기도 하다. 올리브유는 불포화지방이 풍부하고, 약간 매운맛을 가진 '올레오칸탈'이라는 성분이 뇌세포를 공격해 치매를 일으키는 독성 단백질을 죽인다는 연구 결과가 보고된 바 있다. 올레오칸탈은 특히 엑스트라 버진 올리브유에 풍부하다. 샐러드나 짧은 시간 안에 볶거나 부치는 요리에는 엑스트라 버진 올리브유를 사용하고, 튀김을 할 때는 정제된 올리브유를 쓰는 것이 좋다.

10. 와인

하루에 딱 반 잔 정도 와인을 즐기면 좋다. 포도 껍질과 적포도주에 풍부한 강력한 항산화제 레스베라트롤이 기억력과 인지 능력을 높인다는 연구 결과가 있다. 중요한 건 하루에 반 잔 이상 마시게 되면 좋은 효과가 나타나지 않았다는 것이다. 그러므로 와인은 하루에 딱 반 잔만 마셔야 한다.

지금까지 소개한 10가지 음식을 우리나라 식단에 맞게 좀 더 설명해보면, 우선 흰 쌀밥을 통곡물이 들어간 잡곡밥으로 바꾸는 것이 중요하다. 녹색 채소에 올리브유를 두른 샐러드나 나물을 꼭 곁들이자. 잡곡밥에 여러 가지 나물을 넣고 산채 비빔밥으로 맛있게 먹어도 좋다. 불고기나 삼겹살 대신 닭이나 오리구이를 일주일에 두 번, 생선구이는 일주일에 한 번씩 상에 올리자. 입이 심심할 때는 견과류를 먹고, 과일을 먹을 때는 딸기나 블루베리로 바꾸면 된다.

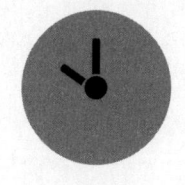

젊음을 얻는 운동

CHAPTER 3

노화 속도를 늦추는 운동 법칙

🌱 유산소 운동이
내 몸의 퇴행을 가속화한다?

좀 더 젊어지고 싶고, 또래보다 어려 보이고 싶은 마음은 나이가 들어도 마찬가지다. 젊음과 미모, 여기에 건강까지 챙기려면 운동은 필수다. 그런데 운동을 시작하고 오히려 몸이 아파서 관뒀다는 사람도 많다. 평생 운동하고는 담을 쌓고 살다가 주변에서 운동하라는 소리를 듣고 무턱대고 시작했는데 관절이 더 아파지고, 더 이상 운동을 못해서 더 울적한 사람도 있다.

운동이 낯설고 힘든 사람에게 무조건 '걷기'부터 하라고 조언하는 사람도 많다. 맞는 말이긴 하다. 운동량이 적은 사람은 전에 비해 활력이 생기고 운동 능력이 좋아질 수 있다. 하지만 대부분 운동량을 더 늘릴 수 없는 정체기가 오게 된다. 특히 관절의 퇴행이 진행된 경우라면 같은 자세로 정해진 관절의 범위만 사용하면서 불균형 상태를 만들게 된다.

걷기는 아주 좋은 운동이지만, 걷기만 해서는 큰 효과를 보기 어렵다. 특히 만성질환이 어느 정도 생기기 시작한 시점에서는 걷기, 등산하기, 달리기 같은 유산소 운동이 더욱 힘들어진다. 아직 젊다고 무리하다가 오히려 내 몸이 더 늙어지는 퇴행이 가속화될 수도 있다.

❦ 노화 속도를 늦추고 싶다면 근력 운동을 하라

누구나 나이를 먹지만 노화의 속도는 제각각이다. 나이가 들수록 그 편차는 더욱 심해진다. 노화가 덜 진행됐다고 하는 것은 자신의 나이보다 좋은 체력 상태, 건강 상태, 인지 기능, 혈액 성분, 골밀도를 유지하고 있는 상태를 말한다. 노화에는 여러 가지 요인이 복잡하게 연관되어 있지만, 근본적인 요인은 나이가 들면서 줄어드는 근육에서 비롯된다.

젊었을 때와 체중이 비슷하게 유지되고 있는 사람은 항상 같은 체중이 자신이 건강하다는 증거라고 생각할 것이다. 그런데 꼭 그렇지만은 않다. 50세 이상의 성인은 해마다 1~2%의 근육량이 감소하고, 80세에 이르면 총근육량의 40~60%를 잃게 된다는 것은 널리 알려진 사실이다. 예나 지금이나 똑같은 체중이라고 하더라도 근육은 줄고 지방은 더 늘어났다고 볼 수 있다. 그러니 손실되는 근육을 적극적으로 붙들어두는 대책이 필요하다.

근육 손실을 방지하는 가장 효과적인 대책은 바로 규칙적인 근력 운동이다. 규칙적으로 근력 운동을 하면 나이를 뛰어넘어 상대적으로 높은 수준의 근력을 유지할 수 있다. 평생 주 2~3회의 근력 운동을 한 사람과 주 3~5회 걷기 운동을 한 사람을 비교해봤을 때, 규칙적인 근력 운동을 하는 사람이 훨씬 더 높은 수준의 근력을 유지할 수 있다는 연구 결과도 있다. 지금 당장 어려질 수 있고, 앞으로도 젊어질 수 있는 운동을 선택하라면 당연히 근력 운동이라고 할 수 있다.

평소 운동량이 적은 사람은 유연성과 근력이 부족하기 때문에 부상 위험이 적은 근력 운동부터 시작해야 한다. 자기 체중을 이용한 근력 운동이 좋은데, 예를 들어 앉았다 일어서기, 팔꿈치 들기, 스쿼트, 플랭크, 팔굽혀 펴기 같은 동작으로 근력을 길러주는 것이 좋다. 근력 운동은 주 3회 이상 실시하며 강도는 꼭 점진적으로 증가시켜야 근력을 기를 수 있다.

그런데 평소 운동량이 적었던 사람이 무작정 무게를 늘리면 위험할 수 있다. 이럴 때는 동작의 반복 수나 전체 세트를 증가시키면서 운동을 하는 것이 좋다. 예를 들어, 팔굽혀 펴기를 처음에는 10회에서 시작해서 15회로 늘리고, 전체 세트를 2세트에서 다음에는 3세트, 이런 식으로 늘려가는 것이다. 여기에 걷기, 수영, 자전거 타기 등의 유산소 운동을 병행하고, 운동 전후로는 관절을 풀어주는 맨손체조를 꼭 해주는 것이 좋다.

갱년기 및 폐경기를 지나는 중년 여성에게도 근력 운동이 필요하다. 근력 운동을 하면 골다공증이나 각종 퇴행성 질환을 예방할 수 있다. 근기능 강화와 골밀도 유지 및 향상을 위해 덤벨 운동, 스쿼트, 팔굽혀펴기, 계단 오르기 같은 체중을 이용하는 체중부하 운동으로 시작하면 좋다.

가벼운 덤벨을 들거나 최대 능력의 40~50% 강도로 웨이트 트레이닝을 하면, 골밀도에 좋은 영향을 끼친다는 연구 결과가 있다. 그런데 골다공증이 이미 진행 중이라면 격한 운동은 오히려 부담이 될 수 있으므로 체중만 실어서 하는 운동을 가볍게 해야 낙상이나 사고로 인한 골절을 예방할 수 있다.

중요한 것은 점진적인 강도의 증가다. 동작의 횟수와 세트 수를 늘려가면서 강도를 조절해주는 것이 좋다. 운동을 해본 적이 없거나 운동이 따분하게 느껴진다면 에어로빅이나 스피닝처럼 단체 운동과 근력 운동을 병행해도 좋다. 나이 들어서도 꾸준히 할 수 있는 평생 운동을 찾는 것이 중요하다. 다만 잊지 말아야 할 것은 근력 운동이 병행되어야 평생 운동도 가능하다는 것이다.

건강을 위협하는 의자병

운동 자체만으로도 뇌 기능을 개선하는 효과가 있다. 하루를 운동으로 시작하기만 해도 우리 뇌의 학습 능력이 향상된다. 운동은 뇌 혈류를 좋게 해서 정신적인 환경을 최적화해준다. 각성도와 집중력을 높이고 의욕을 고취한다.

게다가 운동을 하면 신경세포가 서로 결합하기 적합한 환경을 만들어 세포 차원에서 새로운 정보를 받아들일 태세를 갖추게 한다. 또 해마에서 줄기세포가 새로운 신경세포로 발달하는 과정을 촉진하는 역할을 한다. 한마디로 운동은 뇌가 일을 더 잘할 수 있도록 아주 번쩍번쩍하게 갈고닦는 작업을 해준다. 이처럼 나이가 들어서까지 건강한 정신으로 젊음을 지키는 데 운동은 매우 중요하다.

그러나 일상생활을 하다 보면 움직일 일이 그리 많지 않다. 그렇게 자리를 지키고 앉아 있다 보면 '의자병'의 위험이 커진다. 한 시간만 가만히 앉아 있어도 몸속에서 지질 패턴이 나빠지기 시작하고, 염증 물질 분비가 활발해진다. 오래 앉아 있는 것만으로도 비알코올성 지방간, 심부정맥 혈전증, 당뇨, 심혈관 질환, 각종 암의 발생 위험이 높아진다.

따라서 오래 앉아 있지 말고, 일상에서 움직임을 만들어내는 게 중요하다. 버스나 지하철 한 정거장 정도 걸어 다니고, 엘리베이터나 에스컬레이터보다 계단을 오르내리자. 30분에서 한 시간마다 잠깐 일어나서 스트레칭을 하는 등 일상 운동을 늘려주는 것이 좋다.

일상 운동을 습관으로 들이면 따로 시간 내서 운동을 하는 것보다 더 많은 칼로리 소모를 할 수 있고, 하루 적정 운동량인 7~8천 보 정도를 충족할 수 있다. 일상 운동의 가장 중요한 가치는 바로 다양한 동작의 운동을 수행한다는 것이다.

우리가 운동을 할 때 부상을 입는 대부분의 이유는 같은 동작을 반복함으로써 오는 손상의 누적 때문이다. 하지만 일상생활에서는 다양한 동작으로 운동을 할 수 있다. 계단 오르기, 길거리 걷기, 스트레칭 등 다양한 동작에서 우리 몸은 다양한 관절 각도를 사용하게 되고, 이러한 운동은 우리 몸을 더 건강하게 만들며, 오랜 시간 운동을 가능하게 해준다.

운동을 하기 전후로 준비운동을 하듯이 일상을 준비 운동으로 만들어주면, 운동으로 인한 부상이나 관절 손상을 예방할 수 있다. 노화를 지연시키고 몸과 마음을 건강한 상태로 유지하게 하는 가장 기본적인 요소가 운동이다. 돈이 드는 것도 아니고 힘들 것도 없으니 꼭 일상 운동을 시작해보자.

뇌를 젊게 만드는 3가지 운동

하루 15분 산책의 효과

운동은 뇌 혈류를 증가시켜서 뇌 피로를 줄이는 데 도움을 주고, 뇌 세포에 적당한 자극을 주는 역할을 한다. 운동할 때 근육에서 나오는 '마이오카인'이라는 물질이 몸속 염증을 없애는 역할을 하기 때문에 뇌 피로도 줄여줄 수 있다. 하루 15~20분의 간단한 스트레칭이나 걷기 운동을 하는 정도만으로도 마이오카인이 배출되기 시작한다.

독일의 유명한 철학자 칸트는 매일 오후 3시 30분이면 어김없이 산책을 했다. 산책을 나온 칸트의 모습을 보고 마을 사람들이 시계를 맞췄다는 유명한 일화가 있다. 니체는 생각이 정리될 때까지 몇 시간이고 자연 속을 산책하는 습관이 있었다고 한다. 지금도 프랑스 남부의 '에즈'라는 마을에는 니체가 실제로 걸었던 산책로가 그대로 남아 있다. 아인슈타인은 평소 2.4km의 거리를 걷는 습관이 있었는데, 그 유명한 상대성이론도 산책을 하다가 생각해낸 것이라고 한다. 톨스토이와 헤밍웨이는 산책도 모자라서, 방 안을 걸어다니면서 원고를 썼던 것으로 유명하다.

위대한 업적을 일궈낸 위인들과 산책에 얽힌 이야기를 잠깐 떠오르는 것만 얘기해봐도 이렇게 다양하다. 산책이 많은 사람에게 얼마나 다양하고 위대한 영감을 줬는지 알 수 있다. 니체는 이런 말을 남겼다고 한다.

"야외에서, 특히 길 자체가 사색을 열어주는 고독한 산이나 바닷가에서 생각하고, 걷고, 뛰어오르고, 산을 오르고, 춤추는 것이 우리의 습관이다."

수렵과 채집으로 살아가던 그 옛날부터 생각과 행동이 조화를 이루어왔던 것이 인간의 습성이라는 뜻이 아닐까 싶다.

요즘 우리가 운동하는 패턴을 살펴보면 주로 헬스클럽에서 운동을 하고 눈은 티브이에 고정되어 있으면서, 팔다리는 기계적으로 움직인다. 요즘 한강에 나가 보면 휴대폰을 보면서 산책하는 사람도 참 많다. 눈과 귀, 팔, 다리가 각각 다른 목적으로 움직이는 운동을 하는 것이다. 또 한편으로는 치매 예방을 위해서 고스톱을 친다는 사람, 바둑을 둔다는 사람, 습관적으로 구구단을 외운다는 사람도 많다.

이렇게 머리를 안 쓰는 운동을 하거나, 몸을 움직이지 않는 정신 활동을 하는 것도 물론 인지력 향상에 도움이 되지만, 이 둘을 결합하면 훨씬 큰 시너지 효과를 볼 수 있다. 행동과 생각이 조화를 이루는 운동, 그러니까 사색을 위한 산책이 많은 사람에게 영감을 주었던 것처럼, 우리의 운동도 행동과 생각이 조화를 이루는 방향으로 이루어져야 한다는 것이다.

쉬운 일상 운동 3가지

어느 기사에서 흥미로운 연구 결과를 봤다. 3개월간 고정된 자전거를 타는 운동을 했을 때 인지력에 미치는 영향을 보는 연구였는데, 그냥 자전거를 탄 그룹보다 가상 투어를 체험한 그룹의 인지력이 훨씬 더 크게 향상했다. 또 자전거를 타면서 비디오게임을 할 경우 가상 투어를 할 때보다도 더 인지력 향상 효과가 크다고 한다. 몸과 머리가 함께 움직일 때 뇌 기능 향상 효과가 더욱 커진다는 것이다.

머리와 몸이 함께하는 운동법으로 우리 뇌를 젊게 만들어보면 어떨까? 우리 일상에서 쉽게 실천할 수 있는 3가지 방법이 있다.

1. 가보지 않은 곳을 산책하자

동네에서도 매일 다니던 길보다는, 가보지 않은 길, 낯선 길을 따라서 산책을 해보자. 모르는 곳을 걷다 보면 뇌에 새로운 지도가 만들어지게 된다. 가보지 않은 거리 곳곳을 걸어다니면서 뇌를 충분히 자극할 수 있다. 빠른 걸음으로 20분 정도 걷다 보면 뇌 혈류량도 증가해서 뇌 자극이 더욱 강해지고, 운동 효과까지 덤으로 얻을 수 있다.

재미있는 얘기가 있다. 영국은 택시 면허를 따기 가장 어렵기로 악명이 높다. 런던에서 택시 기사 면허증을 받으려면 약 2만 5천 개의 도로와 주요 지형지물의 위치를 직접 돌아다니면서 다 외워야 하는데, 보통 3~4년 정도가 걸린다고 한다. 이렇게 다 외운다고 해도 응시자의 30~40%만 면허를 취득할 정도라고 한다.

그런데 한 신경과학자가 영국의 택시 기사들을 대상으로 연구를 해봤더니, 영국의 택시 기사들이 보통 사람보다 공간 탐지를 담당하는 오른쪽 후방의 해마가 7% 더 컸다고 한다. 더 놀라운 것은 기사의 경력이 길수록 해마의 크기가 더 컸다는 것이다.

이 연구는 '성인의 뇌는 새로운 신경을 만들어낼 수 없다'는 기존의 학설을 뒤집는 근거가 되기도 했다. 굳이 런던 택시 기사처럼 인간 내비게이터가 될 필요는 없지만, 그래도 뇌 성장의 가능성은 충분하므로 낯선 길 산책에 도전해보길 바란다.

2. 한 가지 운동에 집중하기보다 여러 가지 운동을 골고루 꾸준히 하자

혼자 산책을 해도 좋고, 배드민턴이나 탁구처럼 둘이 하는 운동을 해도 좋다. 단체로 익히는 댄스도 좋고, 스트레칭이나 명상도 도움이 될 수 있다. 뇌가 한 가지 운동에 익숙해져서 지루함을 느끼지 않도록, 운동에 더해서 다양한 자극이 느껴지도록 하는 것이다.

3. 다양한 운동을 체험하기 어렵다면 항상 하던 운동을 낯설게 하자

산책할 때 보통 음악이나 라디오를 많이 듣는데, 대부분 좋아하는 음악을 반복해서 들을 것이다. 그런데 익숙한 음악 대신 낯선 장르의 음악을 들으면서 산책을 해보면 그 느낌이 아주 많이 달라진다. 클래식을 주로 들었던 사람이라면, 우리 민요를 들어보는 것도 좋고, 트로트를 즐겨 듣던 사람은 요즘 한창 유행하는 노래를 골라서 들어보는 것도 좋겠다. "나는 트로트 말고 다른 노래는 귀에 안 들어와요"라고 하는 사람이라도 낯선 음악을 일부러라도 들으면 좌뇌와 우뇌 모두를 효과적으로 자극할 수 있다. 산책길에 낯선 노래를 몇 번 반복해 들어보고, 익숙해졌다 싶으면 다른 장르의 음악에 도전해보자.

무엇보다 가장 중요한 건, 내가 재미있고 신나는 운동을 해야 한다는 것이다. 하기 싫은 운동을 억지로 하면 오히려 뇌에 피로가 더 쌓일 수 있기 때문이다. 오늘부터라도 신나는 뇌 활성 운동을 시작해보자.

운동은 언제 해야 할까?

이런 사람에게는 아침 운동이 보약이다

나도 운동 좀 해볼까 하고 동영상이며 자료를 찾아보면 아침 운동이 좋다는 말도 있고, 저녁이 좋다는 말도 있고 참 헷갈린다. 사실 '운동을 언제 하면 좋은가?'에 대한 정답은 '내가 시간을 낼 수 있을 때'가 아닐까 싶다. 하지만 내 몸 상태에 따라서 피하면 좋은 시간, 그리고 보약이 되는 운동 시간이 따로 있긴 하다.

먼저 아침 운동에 대해 알아보자. 사실 아침 운동은 몇몇 질환이 있는 사람을 제외하면 참 좋은 생활 습관이다. 아침 운동은 하루를 가장 행복하게 시작하는 방법이라고 감히 단언할 수 있다. 아침 운동은 특히 이런 사람들에게 보약이 된다.

첫째, 우울감이 있는 사람에게 아침 운동이 좋다. 아침에 일어나서 바로 운동을 하게 되면 뇌의 아드레날린 분비를 활성화해서 긍정적인 기분을 유도할 수 있다. 특히 아침에 일어나자마자 우울감을 느끼는 사람에게 정말 좋다.

대부분의 사람은 아침보다는 저녁에 우울감을 많이 느끼지만, 우울증이 심하거나 뇌가 지쳐 있는 상태, 번아웃증후군으로 힘들어하는 사람은 아침에 일어나자마자 우울감을 느끼는 경우도 많다. 이런 사람에게는 특히 아침 햇볕이 정말 중요하다. 햇볕을 쬐면서 운동을 하면 우리 몸의 트립토판이 행복 호르몬인 세로토닌으로 바뀌면서 기분 조절에 도움이 될 수 있다.

꼭 우울감이 없더라도 스트레스가 많고 불안하고 속상한 마음으로 잠든다면 내일은 사람이 적은 한적한 곳으로 아침 운동을 나가보면 어떨까? 스트레스가 풀리고 긍정적인 기분으로 하루를 시작할 수 있을 것이다.

둘째, 불면증이 있는 사람에게 아침 운동이 좋다. 밤새 뒤척이다가 아침 늦게 잠에서 깨거나, 아침에는 무기력해서 활동을 거의 하지 못하는 사람이 많다. 이런 사람일수록 아침에 몸을 움직이는 것이 불면증 개선에 큰 도움이 된다.

낮에 햇볕을 쬐면 세로토닌 분비가 활발해진다. 세로토닌이 멜라토닌 분비를 유도하기 때문에 낮에 햇빛을 되도록 많이 쬐는 것이 좋다. 간혹 피곤에 지쳐 잠들면 좀 나을까 해서 저녁에 운동을 심하게 하는 사람도 있는데, 불면증이 있는 사람이 밤에 운동하면 오히려 교감 신경이 활성화되기 때문에 깊게 잠들기 어려워지기도 한다.

따라서 만약 저녁에만 운동을 할 수 있다면 교감신경이 안정화되는 시간을 감안해서 잠들기 3~4시간 전에 운동을 마무리하는 게 좋다. 그리고 이건 만고불변의 진리인데, 아침에 일찍 일어나는 새가 벌레를 잡을 수 있고, 아침에 일찍 일어나면 밤에도 일찍 잠들 수 있다.

❦ 저녁 운동이 찰떡인 경우

이번엔 저녁 운동이 좋은 경우에 대해 알아보자. 대부분의 직장인이 아침에 시간을 내기 어려워서 저녁 시간을 이용해서 운동을 많이 하고, 주로 실내에서 많이 하게 된다. 저녁 운동은 땀을 내면서 하루 동안에 쌓인 노폐물과 독소를 배출하고, 스트레스도 풀 수 있다는 장점이 있다. 이런 사람에게는 저녁 운동을 추천한다.

첫째, 천식이 있는 사람이라면 저녁 운동이 좋다. 천식 환자는 특히 찬 공기에 주의해야 하는데, 특히 오전 4~8시는 천식 환자들이 주의해야 할 시간이다. 한여름을 제외하면, 이 시간에는 공기가 차갑고 건조해서 기침을 유발하게 된다.

게다가 이른 아침은 하루 중 체온이 가장 낮은 시간이다. 건강한 사람에게는 운동으로 체온을 올리기 아주 좋은 시간이지만, 천식이 있는 사람은 이 시간에 무리하게 운동을 하다 보면 천식 증상이 악화될 수 있다.

이 경우 운동을 하고 나면 일시적으로 천식 증상이 심하게 나타나는 '운동유발성천식'일 수 있다. 운동으로 인해 기도가 좁아지면서 폐로 들어가는 공기량이 줄어들어서 나타나게 된다. 특히 야외에서 차고 건조한 바람이 갑자기 기도로 들어오면 기관지 염증 반응이 더욱 심해지기도 한다. 따라서 천식이 있는 사람은 해가 지기 전 늦은 오후나 낮의 열기가 식지 않은 초저녁에 운동을 하는 게 좋다.

둘째, 관절염이나 척추디스크 질환이 있는 사람도 아침보다는 저녁에 운동을 하는 게 좋다. 자고 일어난 지 얼마 안 된 상태에서 무리하게 운동을 하다가 관절에 무리를 줄 수 있기 때문이다.

자는 동안 몸을 거의 움직이지 않기 때문에 관절 주변 근육과 인대가 뻣뻣하고 굳어 있는 상태가 된다. 그런데 아침 운동이 좋다는 얘길 듣고, 아직 뻣뻣하고 무거운 몸을 끌고 나가서 힘들게 운동하다가 통증이 더 심해지고, 크고 작은 부상이 생기는 경우를 종종 본다.

따라서 아침에는 관절을 부드럽게 풀어주는 스트레칭을 해주고, 따뜻한 물로 샤워를 하면서 굳은 관절을 쭉 풀어주는 게 좋다.

셋째, 심혈관 질환이나 고혈압이 있는 사람에게도 저녁 운동을 추천한다. 가끔 신문에서 이른 아침에 열리는 마라톤에 참가했다가 심장마비로 사망했다는 소식을 보면 너무 안타깝다. 사실 심혈관 질환은 언제 쇼크가 올지 모르기 때문에 조심해야 하고, 특히 운동을 할 때는 안전한 환경에서 무리가 되지 않도록 점점 강도를 높여가는 것이 참 중요하다.

갑자기 격렬한 운동을 하게 되면 호흡이 가빠지고 심박이 빠르게 치솟는다. 게다가 피부 온도가 갑자기 낮아진 상태에서 차가운 공기를 계속 들이마시면 혈관이 크게 수축돼서 혈압이 급상승한다. 이런 과정에서 급성심근경색이나 협심증, 부정맥 같은 증상이 나타날 위험이 높아지는 것이다.

 심혈관 질환이 있다고 무조건 달리기 같은 운동을 하지 말라는 건 아니다. 아침보다는 늦은 오후나 초저녁에, 차갑지 않은 공기를 마시면서 천천히 달리거나 실내에서 러닝머신으로 속도를 적당히 조절하면서 운동을 하는 게 좋다. 기록이나 속도에 욕심을 내지 말고, 옆사람과 얘기를 나눌 정도로 천천히, 조심조심 러닝을 즐기자. 달리는 도중에 가슴이 답답하거나 통증이 있으면 즉시 운동을 멈추고 천천히 걸으면서 심장을 달랜 다음 진료를 받아봐야 한다.

 운동을 하라는 게 꼭 헬스클럽 연간 회원권을 끊고 퍼스널 트레이닝을 받으라는 게 아니다. 집에서 줄넘기를 하거나, 맨손체조를 하는 것도 운동이다. 가볍게 걷다가 힘이 나면 달리고, 숨차면 또 걷는, 자유롭게 몸을 움직이는 운동으로 충분하다. 내가 즐길 수 있는 것을 찾아서 조금씩 더 몸을 움직여보자. 이것은 몸과 마음이 건강해지는 지름길이 될 것이다.

인터벌 걷기의 기적

달리기보다 효과적인 걷기의 비밀

나날이 늘어가는 뱃살이 고민인 사람이 가장 먼저 시도하는 운동이 걷기나 달리기일 것이다. 그런데 걷기와 달리기 중에 뭐가 살이 더 잘 빠질까? 결론부터 말하면 달리기보다 빨리 걷는 것이 더 좋다. 둘 다 하체를 쓰지만 운동 역학적으로 쓰이는 근육이 다르다. 미국의 운동생리학자 폴락 연구팀에 따르면 달리기를 한 그룹보다 빨리 걷기를 한 그룹의 체지방이 2배 더 많이 빠졌다고 한다. 다만 숨찬 대화는 가능하지만 노래는 못 부를 정도로 빨리 걸어야 한다.

따라서 평소에 하는 걷기 운동에서 딱 하나만 바꾸면 된다. 그건 바로 속도다. 내가 추천하는 방법은 빨리 걷기와 천천히 걷기를 계속 반복하는 '인터벌 걷기'다.

이것은 운동선수들이 하는 인터벌 운동을 걷기에 적용한 것으로, 인터벌은 운동, 훈련 등에서 중간 휴식을 이르는 용어다. 달리기 선수들이 전력으로 빨리 달린 후에 걸으면서 잠시 쉬고, 다시 전력 달리기와 걷기를 반복하는 훈련이다. 이렇게 훈련하면 다른 운동에 비해서 짧은 시간에 칼로리를 태우고 체력을 단기간에 끌어올릴 수 있어서 시간 대비 가장 효율적인 운동 방법으로 알려져 있다.

인터벌 운동을 걷기에 적용하면 달라지는 효과는 어마어마하다. 걷는 속도를 바꾸기만 해도 살이 빠지고, 혈당 스파이크를 방지해서 혈당 관리도 할 수 있다. 게다가 근육 활성도와 혈관의 탄력까지 증가시킬 수 있다. 이 효과들은 모두 실제로 실험연구를 통해 밝혀진, 검증된 효과들이다.

인터벌 걷기는 뱃살을 감량하는 데 도움이 된다. KBS 〈생로병사의 비밀〉에서 뱃살을 빼는 가장 효과적인 운동에 대한 실험을 했다. 복부를 집중적으로 움직이는 복근 운동, 살짝 땀이 날 정도인 중강도 걷기, 5분간 걷기와 달리기를 교대로 반복하는 인터벌 걷기를 각각 시행했다. 그 결과, 산소섭취량, 심박수, 에너지 소비량에서 인터벌 걷기가 가장 높은 것으로 나타났다. 동일한 속도로 걷기, 인터벌 걷기를 비교했을 때도, 복부와 다리의 근육활성도가 4배 이상 높게 나타났다. 체중을 감량하는 데는 복근 운동, 걷기보다 인터벌 걷기가 가장 효과적이었다는 것이다.

국내의 스포츠과학 연구에서는 인터벌 걷기가 보통 걷기보다 동맥의 탄력을 더 증가시켜서 동맥경화의 위험을 낮춘다는 보고가 있었다. 일본에서는 44세와 78세 사이의 걷기 참가자들이 인터벌 걷기를 주기적으로 실시한 결과 심폐 건강과 다리의 힘, 혈압 표지자가 상당히 개선된 것으로 보고됐다. 이 실험을 하고 7년 후에 추적 조사를 했더니, 참가자의 70%가 여전히 걷기 운동을 하고 있었고, 건강의 이점을 안정적으로 유지하고 있었다고 한다.

계속 빨리 걷는 건 부담스럽지만, 천천히 걷기와 번갈아가며 하면 안전하게, 더 오래 운동을 할 수 있다는 장점이 있다. 그래서 인터벌 걷기를 꾸준히 할 수 있는 것이다.

인터벌 운동을 하면 운동 후 몇 시간 동안 신진대사율이 높아지는데, 조깅이나 자전거 타기, 웨이트 트레이닝보다 신진대사를 더 많이 증가시켜서 다른 운동에 비해 25~30%의 칼로리를 더 소모한다는 결과도 보고된 바 있다. 이 정도라면 뱃살뿐만 아니라 전신의 체지방 감소에 아주 효과적인 운동이라 할 수 있다.

🌱 인터벌 걷기, 이렇게 시작하자

이렇게 효과적인 인터벌 걷기를 당장 시작하고 싶다면 운동화를 신고, 주변에 걸을 수 있는 곳으로 나가기만 하면 된다. 30분 걷기 운동으로 설명해보겠다. 운동 전에 5분 정도 가볍게 걸어준다. 그리고 3분간 빠르게 걷는다. 빠르게 걸을 때는 숨이 찰 정도로 속도를 올리면 된다. 그리고 3분 동안 천천히 걷는다.

이렇게 [3분 빨리 걷기→3분 천천히 걷기]를 5세트 반복해서 총 30분 동안 걷기를 하면 된다. 3분씩 속도를 바꿔가면서 15분을 걷는 것과 일정한 속도로 15분을 걷는 걸 비교해보면 전자의 경우 근육의 활성화나 운동 효과가 더욱 크다.

걸을 때의 자세도 유의하자. 땅에 발을 쿵쿵 딛거나 발 전체를 다 사용하지 않으면 운동 효과가 떨어진다. 땅에 발을 디딜 때는 뒤꿈치-발바닥-발가락의 순으로 발을 뒤에서 앞으로 구르듯이 닿게 하고, 발이 땅에서 떨어질 때는 엄지발가락으로 땅을 밀어주면서 내딛자. 시선은 휴대폰을 보는 게 아니라 전방에 먼 곳을 바라보면서, 팔을 앞뒤로 가볍게 흔들면서 걷자. 속도를 높일 때 몸이 앞으로 구부러지지 않도록 허리와 가슴을 펴주면 혹시 모를 부상을 예방할 수 있다.

마지막으로 주의할 점이 있다. 우선 운동 전후로 물을 충분히 섭취하자. 숨이 찰 정도로 빨리 걷는 걸 반복하면 땀이 나므로 수분이 부족해지지 않도록 충분히 물을 섭취해야 한다. 특히 혈압 약으로 이뇨제를 복용하거나 콩팥 기능이 저하된 사람은 미리 수분 보충을 해주는 게 좋다.

또한 운동 전후 5분씩 천천히 산책하듯 걷자. 연세가 있거나 심장 질환이 있는 사람은 빠르게 걸을 경우 혈관에 무리가 올 수도 있기 때문에 운동 전 5분 산책으로 충분히 웜 업(warm up)을 하고, 운동 후 5분 산책으로 쿨 다운(cool down)을 해주는 게 좋다.

또한 가슴 통증, 관절통, 근육통이 있을 때는 운동을 중단하고 통증의 원인을 찾는 것이 좋다. 빨리 걷다가 관절통이나 근육통이 느껴지면 지금 몸 상태에서 운동이 과하다는 증거가 될 수 있다. 그런데도 꾹 참고 욕심을 내서 걷다가 부상을 입을 수 있다.

아침 일찍 추운 공기에 무리하게 운동하면 혈관이 수축되어 위험할 수 있다. 특히 가슴 통증을 느꼈다면 그 즉시 병원에 가서서 정확한 원인을 찾는 게 좋다. 건강을 위해서 하는 운동인데, 무리해서 부상이 생기면 그다음부터는 운동하는 것 자체에 두려움이 생길 수 있다. 무리한 운동은 자제하자.

출근할 때, 시장 갈 때, 저녁에 산책할 때 등 인터벌 걷기는 언제 어디서든 해볼 수 있는 간단한 운동이다. 인터벌 걷기의 효과를 더 극대화하고 싶다면 하체 근육을 짱짱하게 키우는 근력 운동을 같이 해주면 더 좋다.

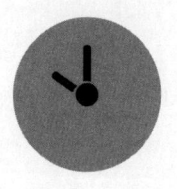

노화를 막는 생활 습관

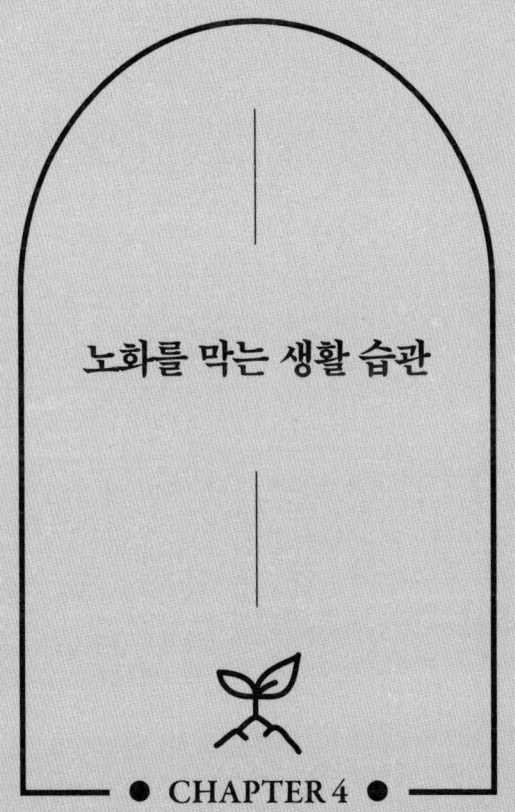

● CHAPTER 4 ●

내 몸을 지키는 노화 방지 습관

🌱 노화를 촉진하는 물건 5가지

어려 보인다는 이야기를 들으면 참 기분이 좋다. 그런데 내 몸속 생체나이는 어떤가? 비싼 화장품으로 매일 관리하는 내 얼굴과는 달리 내 몸은 집 안에 있는 '이것들' 때문에 원래 나이보다 더 늙어갈 수 있다. 내 몸을 빨리 늙게 하는 물건들이 있다. 이런 물건들은 내 몸을 위해 미련 없이 버리거나 현명하게 쓰길 바란다.

1. 낡은 신발

밑창이 닳은 신발은 관절과 척추를 늙게 만든다. 신발은 한 번 사면 몇 년 동안 계속 신기 마련이다. 지금 내가 자주 신는 신발의 밑창을 한번 확인해보라. 특히 발 건강을 위해 운동화를 신는 사람이라면 밑창이 닳았는지 꼭 확인해봐야 한다. 굽이 닳은 운동화는 충격 흡수율이 매우 낮아지는데, 흡수율이 낮아지면 무릎과 척추에 손상을 주게 되고, 무릎 관절과 척추의 퇴행을 촉진하여 관절염과 허리디스크 등의 발병률을 높이게 된다.

사놓고 몇 번 신지 않은 오래된 운동화도 마찬가지다. 운동화가 오래되면 쿠션이 딱딱해지고 변형이 되면서 쿠션 기능이 떨어진다. 이렇게 유연성이 떨어지는 신발은 족저근막에 가해지는 압력이 높아져 통증을 유발할 수 있다.

보통 신발은 500km 정도 신으면 충격 흡수 기능이 20% 정도 감소한다고 알려져 있다. 밑창이 닳은 신발은 밑창을 수선해서 잘 관리하고, 운동화 같은 경우 일주일에 15km 이상 걷거나 달린다면 적어도 1년에 한 번씩은 운동화를 교체해야 한다. 신발장 공간만 차지하고 잘 신지 않는 신발은 이번 기회에 다 정리해보자!

2. 이어폰

이어폰은 청력의 노화를 촉진할 수 있다. 휴대폰으로 영상을 볼 때나 통화를 할 때, 이어폰을 많이 사용할 것이다. 요즘 하루 종일 이어폰을 끼고 일상생활을 하는 사람도 많아지고 있다. 그런데 이어폰을 잘못 사용하면 청력 손실을 유발할 수 있고, 소음성 난청의 원인이 될 수 있다. 이어폰으로 음향기기의 볼륨을 크게 듣거나 헤어드라이어처럼 생활 속에서 높은 데시벨을 내는 제품을 많이 사용해서 청력을 자극하는 경우 청력 손실이 올 수 있다.

특히 소음성 난청은 초기에는 고음을 잘 듣지 못하거나 상대방의 작은 말소리를 잘 못 듣는 것 외의 일상에는 특별한 불편함을 느끼지 못한다. 초기 자각 증상이 없어 서서히 진행되고, 휴대폰이나 TV 같은 경우 조금씩 볼륨을 높여 듣기 때문에 본인이 난청이라는 사실을 확인하기 어렵다. 그런데 이러한 상태가 지속되면 일상 속 대화도 잘 들리지 않게 된다.

일시적인 소음에 노출되어 손상된 청각세포는 대부분 회복이 가능하지만, 큰 소음에 반복적으로 노출되거나 장기간 지속되는 경우에는 영구적인 난청을 유발할 수 있다. 게다가 소음성 난청에 걸리면 청력 노화가 가속화될 뿐만 아니라 우리 뇌의 해마에서 기억을 담당하는 시냅스가 취약해지면서 뇌세포가 쉽게 손상되고, 치매의 위험이 커진다.

소음성 난청을 막기 위해서는 이어폰을 사용하는 시간을 줄이고, 최대 볼륨의 50% 이하로 듣는 것이 좋다. 이어폰을 한 시간 정도 사용했다면 10분 정도는 귀를 쉬도록 하는 게 청력 관리에 도움이 된다. 시끄러운 세상에서 내 청력이 빨리 늙지 않도록 조금만 신경을 써보자!

3. 오래된 플라스틱 용기

부엌에서 사용하는 플라스틱 밀폐용기, 언제 샀고 얼마나 사용했는지 기억하는가? 투명했던 표면이 수많은 흠집으로 하얗게 변한 지 오래된 플라스틱 용기들을 많이 사용할 것이다. 이러한 용기들은 버리는 것이 좋다. 플라스틱 용기의 표면은 그냥 눈으로 봤을 때 매끈해 보이지만, 실제로는 울퉁불퉁하고 거친 상태다. 여기에 세척할수록 흠집이 더 생기게 되는데, 플라스틱 용기의 거친 표면에 박테리아가 구석구석 숨을 여지가 많아 세균 오염이 잘될 수 있다.

플라스틱 도마의 경우 오랫동안 사용하면 도마에 흠집이 생기게 되는데, 이 홈은 박테리아와 곰팡이가 서식하기 좋은 환경을 만들고 음식물을 오염시키는 주요 원인이 된다. 게다가 밀폐용기의 경우 고무 패킹이 늘어나거나 뚜껑의 날개 부분이 약해지는 경우 밀폐력이 떨어져 미생물 오염에 취약해지게 된다.

이제는 'BPA 프리8'라고 쓰인 플라스틱 용기를 쉽게 볼 수 있는데, 여기서 BPA는 '비스페놀A'라는 환경호르몬이다. 플라스틱의 원료로 쓰이는데, 뜨겁고 기름진 음식이나 액체가 닿게 되면 음식물이나 피부에 흡수되어 내분비계 기능에 이상을 일으키고, 암을 유발하는 물질로 알려져 있다. 문제는 오래된 플라스틱 용기는 비스페놀A가 없는 플라스틱인지 확인할 수 없다는 것이다.

이제 오래된 플라스틱 용기는 재활용품으로 잘 보내주자. 유리나 실리콘 또는 스테인리스 재질의 밀폐용기를 사용하자.

4. 오래된 칫솔

보통 칫솔의 솔이 벌어졌을 때 칫솔을 교체한다. 그런데 칫솔은 3개월만 사용해도 마모도가 50% 정도 증가한다. 칫솔을 오래 사용하면 치태를 제거하는 능력도 떨어지고, 벌어진 칫솔모가 잇몸에 상처까지 낼 수 있다. 오래된 칫솔이 잇몸을 손상하면 구강의 노화가 빨라질 수 있다.

그리고 노화가 진행되면 잇몸의 두께가 감소하고, 잇몸이 내려앉는 잇몸 퇴축이 시작된다. 잇몸의 상처가 잇몸을 더 약하게 만들어 치아의 뿌리 부분이 노출되면서 시리고 흔들리는 증상을 야기한다. 여기에 침 분비가 줄면서 면역 및 항균 기능이 떨어져 충치나 치주염이 생기기 쉬운 환경이 된다.

칫솔의 손잡이에 날짜를 메모해놓거나 3개월마다 특정 날짜를 칫솔 교체일로 정해놓으면 까먹지 않고 칫솔을 교체할 수 있다. 그리고 칫솔을 사용한 후에는 칫솔모 속까지 깨끗하게 씻은 후 건조기나 티슈로 물기를 제거해서 개인 컵에 꽂아 바람이 잘 통하는 창가에 보관하는 것이 좋다.

5. 오래된 기름

기름은 유통기한이 지나도 외형상으로 큰 변화가 없다. 너무 오래 묵히다 보면 기름 쩐 내라고 해서 불쾌한 냄새가 난다. 그때 기름을 버리는 것은 너무 늦은 일이다. 기름은 공기와 맞닿는 순간부터 산화가 된다.

특히 우리 몸에 좋은 지방으로 알려진 불포화지방산은 열과 공기에 노출되면 산패되는 특성이 있다. 산패된 기름은 우리 몸에 한번

들어오면 배출이 잘되지 않고, 과잉 섭취를 하면 혈전을 만들어 혈관을 좁게 만든다. 뇌혈관이 좁아지면 신경 전달 능력이 저하되어 치매 위험도 커지고, 뇌졸중이나 심근경색 등의 질환의 위험도 커진다. 따라서 기름은 오래 보관하지 말고, 작은 용량으로 구입해서 될 수 있으면 빨리 쓰는 것이 좋다.

아깝다고 가지고 있다간 오히려 내 몸을 더욱 늙게 만들 수 있는 물건들은 속 시원하게 보내버리는 게 어떨까? 좀 더 건강한 생활을 할 수 있도록 지금 바로 실천해보자.

당뇨를 부르는 생활 습관

당뇨는 극복할 수 있다

어렸을 때 사탕을 먹고 있으면 어른들이 "너 그렇게 사탕 좋아하다 이 다 썩는다"라고 말하곤 했다. 어른이 되면 잔소리를 안 듣나 싶었는데, 케이크, 과자, 빵 같이 단 음식을 좋아하면 어른이 되어서까지 "단 거 좋아하면 당뇨 온다"라는 잔소리를 듣게 된다.

흔히 당뇨가 생기는 이유를 '단 음식을 좋아해서'라고 생각하기 쉬운데, 사실 당뇨의 원인은 아직 정확히 밝혀지진 않았다. 다만 질병관리본부 국립보건연구원이 한국, 중국, 일본의 43만 명의 유전체 정보를 분석한 결과에 따르면, 유전에 따라 당뇨 발생 위험이 3배까지 상승할 수 있다고 한다.

그러나 선천적으로 타고 나는 유전적인 요인이 발병 위험을 높인다 하더라도, 이런 요인을 최대한 제거하고, 혈당 조절을 잘하면 당뇨를 예방할 수 있다. 또 당뇨병으로 진단을 받았다 하더라도 합병증을 예방하고 병의 진행을 지연시킬 수 있다.

그렇다면 어떤 습관이 당뇨를 유발하고 악화시키는 것일까? 당뇨를 유발하는 식단, 당뇨를 예방하는 식단에 대한 정보는 참 많다. 여기서는 식단 외에 당뇨를 유발하는 습관에 대해 얘기해보려고 한다.

당뇨 생기는 5가지 습관

당뇨와 생활 습관의 연관성에 대해 연구한 여러 자료가 있는데, 국내 연구진이 한국인을 대상으로 한 자료로 바탕으로 당뇨 발병 위험을 높이는 습관을 알아보겠다.

1. 아침 식사를 하지 않는 습관

국내 연구팀이 2011년과 2012년 국민건강영양조사를 기반으로 한 연구 결과가 있다. 당뇨병 진단을 받은 적 없는 성인 7936명을 1~2일 동안 아침 식사를 모두 거른 그룹과 한 번이라도 아침을 먹은 그룹으로 나눠서, 아침을 거르는 습관과 당뇨 전 단계 위험의 관계를 분석했다. 그 결과, 아침을 거른 그룹은 아침 식사를 챙긴 그룹에 비해서 당뇨병 전 단계일 가능성이 1.256배 높은 것으로 나타났다. 아침을 먹지 않았을 뿐인데, 당뇨 위험이 커지는 건 무엇 때문일까?

아침을 거르면 식사를 한 날보다 점심 후의 혈당 수치가 큰 폭으로 증가하게 되고, 혈당 수치를 안정시키기 위해 인슐린도 더 많이 분비된다. 인슐린이 더 많이 분비되면 혈당 수치는 급격히 떨어지게 되고 다시 당을 충전할 음식을 찾게 된다. 이렇게 혈당 수치의 급증과 급락을 반복하는 현상을 '혈당 스파이크'라고 말한 적이 있다. 이것은 당뇨병 위험을 크게 높이는 현상이라 할 수 있다. 게다가 아침을 거르면 점심이나 저녁을 더 푸짐하게 먹으려고 하는 것도 문제다. 아침을 건너뛰면서 더욱 강해진 허기 때문에 점심이나 저녁 식사의 섭취량이 늘고, 그렇게 되면 혈당 관리는 더욱 어려워지게 되는 것이다.

시간이 없더라도, 입맛이 없더라도 아침은 꼭 먹는 것이 당뇨의 예방과 관리에 있어서 아주 중요하다는 것을 잊으면 안 된다.

2. 새벽 1시 이후에 잠드는 습관

국내 한 연구팀이 당뇨병이 없는 40~69세 3,689명을 대상으로 밤 11시 전에 잠드는 그룹과, 밤 11시에서 새벽 1시 사이에 잠드는 그룹, 새벽 1시 이후에 잠드는 그룹으로 나눠서 약 12년간 당뇨병 발생률을 추적 관찰했다. 그 결과 새벽 1시 이후에 자는 그룹은 11시 전에 자는 그룹에 비해서 당뇨병 발생 위험이 평균 1.34배 높은 것으로 나타났다. 특히 65세 이상인 사람과, 인슐린 저항성이 높은 당뇨병 고위험군에서는 그 위험이 2~4배 이상 급증했다.

늦게 자는 게 뭐라고, 당뇨병의 위험이 커지는 것일까? 늦게 잠이 들면 수면의 질도 떨어지고, 수면 시간이 부족해서 대사 장애의 위험이 증가할 수밖에 없다. 무엇보다 깨어 있는 동안 음주, 야식을 즐기게 되기 때문에 혈당 관리가 되지 않는 데다가 컴퓨터, 스마트폰, 티브이를 보면서 빛에 노출돼서 멜라토닌의 분비가 감소하는 것이 인슐린 분비에 더 큰 영향을 미친다고 할 수 있다. 일찍 자고 일찍 일어나는 어른이 당뇨 없이 건강할 수 있다.

3. 일주일에 4번 이상 코골이를 하는 습관

국내 연구팀이 40~69세 중장년 남성 중 비만과 고혈압이 없는 2,719명을 대상으로 코골이와 당뇨병의 연관성을 조사했다. 일주일에 네 번 이상 코골이를 하는 습관성 코골이 환자와 정상인을 나눠서 같은 양의 포도당을 섭취하게 하고, 한 시간 후의 혈액 속의 포도당과 인슐린 수치를 측정했다. 그 결과 코골이 환자의 당 수치가 정상인에 비해서 33% 정도 높았다.

이 결과는 습관적으로 코골이를 하는 사람이 그렇지 않은 사람보다 인슐린 기능이 떨어지는 것을 의미한다. 정확한 연관성에 대해서는 더 많은 연구가 필요하겠지만, 코골이도 당뇨 발생의 요인이 될 수 있으니 적극적으로 치료하는 게 좋겠다.

4. 하루에 3번 미만으로 양치질을 하는 습관

양치질과 당뇨가 무슨 관계가 있을까? 실제로 이런 연구 결과가 있다. 한 대학병원 연구팀이 2003년부터 2006년까지 국가건강검진을 받은 18만 8,013명의 건강보험 빅데이터를 10년간 분석한 결과, 하루 3번 이상 양치질을 하는 성인은 양치질을 1번 미만으로 하는 사람에 비해서 10년 내 당뇨병 발생 위험이 8% 정도 낮았다.

반면 치은염, 치주염 같은 치주질환이 있으면 당뇨병의 위험이 9% 정도 높았는데, 특히 양치질 횟수와 당뇨병의 연관성은 남성보다 여성이 더 높았다. 하루 세 번 이상 양치질을 한 여성은 1번 미만으로 한 여성보다 당뇨병 발병 위험이 15%나 낮았고, 남성은 5% 정도 낮았다.

치주 질환이 있거나 구강 위생 상태가 좋지 않으면 구강의 박테리아와 세균이 혈액으로 침투해서 일시적인 균혈증과 전신 염증반응을 유발할 수 있다. 특히 전신 염증반응은 당뇨병 발생과 깊은 연관관계가 있기 때문에 하루 3번 이상 꼭 양치질을 하는 게 좋다.

5. 팔다리의 근육량이 감소한 남성

다시 말해 운동을 하지 않는 남성은 당뇨 위험이 높다. 국내 연구팀이 2007년부터 2014년까지 검진을 받은 20~69세의 성인 1만 7,280명을 평균 5년간 추적 관찰하며 팔다리의 근육량, 체지방량을 기준으로 해서 근육량 변화에 따른 당뇨병 발생률을 살펴봤다. 그 결과 근육량은 많고 체지방량이 적은 그룹의 당뇨병 발생률은 2.2%로 가장 낮았다.

반면 체지방이 적지만 팔다리 근육량이 감소한 남성은 4.8%로

2배 이상의 당뇨병 발생률을 보였다. 체지방량은 그대로고, 팔다리 근육량만 감소했는데도 당뇨병 발병 위험이 2배 이상 높아진 것이다. 근육량은 유지했지만 체지방량이 증가한 남성은 3.6%, 근육량이 줄고 체지방량은 늘어난 남성은 5.7%로 당뇨병 발생률이 가장 높았다.

〔남성 팔다리 근육량 변화에 따른 당뇨병 발생률 차이〕

※ 서울아산병원 건강의학과 김홍규 교수팀 연구(2019)

근육은 우리 몸에서 혈당을 가장 많이 소모하는 조직이다. 그중에서도 가장 큰 근육이 엉덩이와 허벅지 근육이다. 특히 허벅지 근육은 몸 전체 근육의 30%를 차지하고, 섭취한 포도당의 70% 정도를 소모하기 때문에 허벅지 근육이 클수록 포도당을 잘 흡수하고 잘 사용할 수 있게 된다. 허벅지 근육은 몸속 노폐물을 없애는 소각장 역할을 하면서 당분을 저장하는 창고 역할까지 한다. 당뇨병 예방에는 근육 관리만큼 좋은 게 없다.

    이처럼 당뇨를 유발할 수 있는 습관에 대해 알아봤다. 그런데 다 어디선가 들어본 거 같지 않은가? 어렸을 때부터 부모님께 귀가 따갑게 듣던 잔소리와 너무나 비슷하다. 일찍 자고 일찍 일어나라! 아침은 먹고 학교 가야지! 하루 3번 양치해야 이 안 썩는다! 운동 열심히 해야 키 큰다!
    알고 보면 뻔한 얘기를 이렇게 하나하나 연구 결과까지 들어가면서 설명한 이유가 있다. 한번 걸리면 평생 관리해야 하는 당뇨는 누구나 두렵다. 그래서 혈당 올리는 음식은 어떻게든 피하고, 혈당을 떨어뜨리는 음식은 공들여 찾는 노력을 아끼지 않는다. 그런데 이렇게 생활 습관을 바르게만 가져도, 당뇨 예방과 관리가 더욱 쉬워진다는 걸 간과하는 사람이 많다. 우리 모두 바른 생활 어른이 되어서 당뇨 걱정은 덜고 살자!

몸이 보내는 갱년기 신호

🌱 갱년기 증상은
• 참는 게 능사가 아니다

유독 내 진료실에는 갱년기를 맞은 사람이 많이 찾아온다. 갱년기 여성을 진료하다 보면 20년 전의 내 진료와 지금의 진료 사이에 너무나 큰 차이가 있음에 스스로 놀라고 반성할 때가 많다. 그 차이란 바로 공감이다.

나도 갱년기 나이가 되니 환자들의 마음에 깊이 공감하게 되었다. 그렇다 보니 30대 때 나에게 진료받았던 갱년기 환자들에게 너무 미안한 마음이 든다. 머리로는 알아도 마음으로 공감하기는 힘들었던 것 같다. 어머니가 옛날에 나에게 하던 말이 있다.

"너도 내 나이 돼봐라."

그때는 그게 무슨 뜻인지 몰랐는데 이제야 알게 되었다. 온몸이 덜컹덜컹 삐거덕거리는 기분이다. 옛말에 "든 자리는 몰라도 난 자리는 안다"라는 말이 있다. 사람이 들어오는 것은 티가 안 나지만, 나간 사람의 빈자리는 크다는 의미다. 있을 때는 소중함을 잘 모르지만 없으면 아쉬운 사람이나 반려동물, 물건 등을 떠올려보면 고개를 끄덕이게 된다.

갱년기 여성에게도 이 얘기가 정말 공감될 것이다. 떠나간 여성호르몬의 빈자리가 정말 몸 곳곳에서, 그것도 아주 큰 신체 변화로 느껴지기 때문이다. 불면증이나 안면홍조가 생기고 몸은 천근만근에 관절통이 생기기도 한다. 열심히 관리도 받고 전보다 신경은 더 쓰는데 왠지 안색이 칙칙해지는 것 같고 피부도 머리카락도 푸석푸석하다. 조금만 먹어도 살이 찌는 것 같고 특히 배쪽으로 살이 몰리는 것 같다.

이런 변화는 여성호르몬, 즉 에스트로겐의 변화 때문이다. 20대에 찰랑찰랑하던 에스트로겐이 30대 중반을 기점으로 서서히 줄어들어서 50대에는 바닥이 된다. 많은 여성이 참는 것에 익숙해져 '이 또

한 지나가리라' 하며 견디는 경우가 많다. 또 애 키우랴, 집안일하랴, 집 장만하랴, 내 몸 돌볼 여유가 없는 경우도 많다.

그런데 갱년기는 참는다고 해결되는 것이 아니다. 그냥 피곤해서 그렇다거나 스트레스를 받아서 그렇다고 넘길 문제가 아니다. 갱년기 증상을 방치하면 심장병이나 골다공증, 골절, 심지어 치매의 발병 위험도 높아질 수 있기 때문에 내 몸이 보내는 신호에 대답하고 적극적으로 치료하는 게 좋다.

폐경과 갱년기

폐경과 갱년기는 다르다. 흔히 폐경 전후 10년을 갱년기로 본다. 하지만 개인에 따라 편차가 아주 큰 것이 문제다. 폐경은 보통 50대 중초반에 오지만, 최근 조기 폐경이 늘어나고 있다. 30대에 조기 폐경이 오는 사람도 있다.

조기 폐경은 난소 기능의 저하로 인해 일어난다. 배란이 정상적으로 되지 않으면서 생리를 안 하는 것이므로 불임과 난임 문제로 이어진다. 이때 적극적인 치료를 받은 사람은 갱년기가 왔는지도 모르게 지나가는 반면, 어떤 사람은 거의 10년간 갱년기 증상에 시달리기도 한다.

물론 여기에는 개인의 체질과 유전적 특성처럼 타고나는 요인도 크다. 하지만 내가 갱년기 환자들을 봐온 경험으로는, 자신의 몸에 무관심했던 사람일수록 갱년기 증상이 더 심하게 오는 경우가 많았다.

다행히도 한방에 특효 처방이 있다. 갱년기 여성들이 겪는 다양한 증상을 완화해주고 건강하게 만들어주는 대표적인 것이 '여정단'이라고 하는 처방이다. 여정단은 호르몬의 불균형으로 인한 밸런스를 회복하고 순환을 돕는 갱년기 증상이 치료제이자 근본적인 건강을 돕는 영양제다.

갱년기를 맞은 여성들이 "어느 날 갑자기 내 몸이 변했다", "내 몸이 미쳐 날뛰는 것 같아서 감당할 수가 없었다"라고 하는데, 사실 그 전부터 우리 몸은 갱년기의 신호를 계속 보내고 있었던 것이다. 그 신호를 모르고 지나치거나 방관하고 누르다가 여기저기서 터져 나오는 질병을 겪고 나서야 후회하는 우려를 범하지 말길 바란다.

알고 있어야 보이는
갱년기 증상

모르는 상태에서 맞닥뜨리는 것보다, 알고 천천히 대비하면 제아무리 힘든 갱년기도 수월하게 넘길 수 있다. 그럼 갱년기에 내 몸이 보내는 신호는 어떻게 알아챌 수 있을까? 내가 지금 갱년기인지 궁금하다면 다음 증상으로 체크해보길 바란다.

1. 생리의 변화

생리 주기가 들쭉날쭉해지는 건 갱년기를 가장 먼저 알리는 신호라고 할 수 있다. 생리 주기가 점점 길어지거나 아주 짧아지기도 하고, 아예 몇 달 건너뛰는 경우도 생긴다. 평생 생리 주기가 규칙적이었던 사람도 이 시기에는 주기가 불규칙해지는 증상을 겪게 된다.

또한 생리혈이 탁하고 덩어리가 생기거나 양이 줄어든다. 생리 양이 아주 많아지는 사람도 있다. 생리 기간이 아닌데도 생리혈이 조금씩 보이는 경우도 있다. 이런 변화는 난소에서 생성되는 에스트로겐이 점차적으로 줄고 호르몬 간의 균형이 깨지면서 나타나는 증상이라 할 수 있다.

그런데 생리를 50~60대까지 무조건 오래 하면 좋은 걸까? 너무 빨리 끝나는 조기 폐경도 문제지만, 생리를 너무 오래 하는 것도 문제라고 할 수 있다. 호르몬에 노출된 기간이 길어질수록 암의 발생률도 높아지기 때문이다.

중요한 건 생리를 지속하는 기간보다 얼마나 규칙적으로 하느냐다. 그리고 생리혈이 탁한지, 양이 일정한지, 생리증후군이 심한지 체크하는 것이 중요하다. 자궁은 '제2의 심장'이라고 불리며 생리는 여성 건강의 중요한 지표가 된다는 사실을 명심하자.

2. 갈수록 늘어나는 뱃살

나름 식단 관리도 하고, 다이어트를 시도하는데도 뱃살이 오히려 늘고 있다면 에스트로겐이 점점 부족해지는 것이 아닌지 확인해볼 필요가 있다. 에스트로겐은 여성을 아름답게 만드는 호르몬으로 알려져 있다. 에스트로겐은 복부의 지방 축적을 막아서 임신을 수월하게 하는 역할을 한다.

그런데 에스트로겐이 부족해지고 호르몬의 불균형이 심해지면 신진대사량과 기초대사량을 저하시켜서 복부에 살이 찌게 된다. 우리나라 갱년기 여성의 경우 체지방량은 평균 3.4kg 정도 증가한다는 연구 보고가 있었다. 체지방 가운데 특히 내장 지방량이 증가하면서 허리둘레도 증가하는데, 갱년기에 허리둘레가 5.7cm 정도 증가한다고 알려져 있다.

특히 갱년기에는 비만, 복부, 팔뚝 등 상체를 중심으로 지방이 축적되고 하체는 가늘어지는 것이 특징이다. 따라서 유독 뱃살이 많이 찌고 있다면, 갱년기가 아닌지 의심해보길 바란다.

3. 이유 없는 얼굴 열감과 탈모

특별한 이유 없이 갑자기 가슴에서 머리까지 열이 솟구치는 느낌이 들거나, 얼굴에서 열이 나고 붉어지는 안면홍조가 발생하면 갱년기를 의심해봐야 한다. 처음에는 몇 초간 발생하다 사라지기 때문에 갱년기 증상으로 인지하지 못하는 사람이 많다. 심해지면 수십 분 동안 열감이 지속되기도 하고, 하루에도 몇 번씩 갑자기 반복되기도 한다. 이런 증상은 특히 밤이 되면 심해지는데, 열감이 심해서 잠을 못 이루는 사람도 있고, 땀이 너무 많이 나서 옷을 여러 번 갈아입는 사람도 있다.

또한 상체에 열이 오르는 상열감이 심해지면, 두피의 혈액과 진액을 마르게 해서 모근으로 가는 혈류량을 감소시킨다. 이렇게 되면 모발이 가늘어지고, 쉽게 빠지는 탈모 증상이 오기 쉽다.

안면홍조나 열감은 갱년기 여성의 60~70%가 경험하는 흔한 증상이지만, 일상생활에 큰 지장을 주기 때문에 조기에 적극적으로 관리하는 게 좋다.

4. 불면증

여성호르몬이 불균형해지면 수면의 질이 떨어지고 잠들기가 힘들어진다. 얕은 잠을 자거나 꿈을 많이 꾼다. 자고 나서도 잔 것 같지 않다고 흔히 말한다. 잠을 못 자는 데는 장사가 없다. 잠이 보약이라는 말이 있다. 여성호르몬은 피부, 뼈, 심장 혈관, 중추신경, 비뇨기 등 우리 몸 전체에 걸친 보호막이라 할 수 있다.

5. 관절통

갱년기가 되면 그야말로 "마디마디가 아프다"라고 통증을 호소하는 사람이 많다. 처음에는 아침에 몸이 좀 뻣뻣하고, 손가락이 부어서 '내가 좀 피곤하구나'라고 생각할 수 있다. 그러다가 손가락 마디가 쑤시듯이 아프고, 온몸의 관절 마디마디에 통증을 느낀다.

이것도 여성호르몬인 에스트로겐이 부족해서 생기는 증상이라 할 수 있다. 에스트로겐은 칼슘을 뼈로 보내서 관절, 연골, 뼈를 튼튼하게 보호하는 역할을 하는데, 이것이 부족해지면 뼈의 탄력 유지 기능이 점차 상실돼서 뼈와 근육 통증이 유발될 수 있다.

이런 사람은 위와 장의 기능이 약한 경우가 많다. 호르몬 변화로 자율신경계의 균형이 깨지면 기혈순환이 원활하지 않고, 위장의 운동력이 떨어지게 진다. 따라서 심하지 않더라도 관절 통증이 느껴진다면 좀 더 적극적인 관리가 필요한 시기라 할 수 있다.

내 몸이 알려주는 갱년기 신호는 생리의 변화, 늘어나는 뱃살, 안면홍조와 탈모, 불면증 그리고 관절의 통증 정도를 들 수 있다. 이 외에도 우울감과 기분 변화가 생길 수 있다. 갱년기의 호르몬 변화가 뇌에도 영향을 미쳐서 우울감이 생기기도 하지만, 신체 곳곳에서 일어나는 변화로 인한 스트레스로 우울감이 올 수도 있기 때문이다.

스트레스가 갱년기 증상에 미치는 영향도 크다. 없던 우울감이 생기거나 예전보다 심해졌다면 너무 힘들어하기보다는 너그러이 내 몸의 변화를 받아들이고 적극적으로 관리하는 게 앞으로 남은 인생에 도움이 될 것이다.

갱년기를 극복하는 습관

갱년기(更年期)란 '다시 새로운 삶을 살아간다'는 의미를 가지고 있지만, 이때 여성에게 나타나는 증상은 그렇게 점잖지 않다.

여성호르몬 에스트로겐은 월경주기를 조절하고 수정과 착상을 돕는 역할만 하는 건 아니다. 뼈를 튼튼하게 하고, 혈중 콜레스테롤 수치에 영향을 줄 뿐 아니라 혈관, 피부를 탄력 있게 만들고 기억력에도 도움을 준다. 이렇게 여러 가지 역할을 하던 에스트로겐의 분비가 줄어들면 여성의 몸에도 다양한 변화가 올 수밖에 없는 것이다.

갱년기에 좋은 음식에 대해서는 많이 들어봤을 것이다. 여기서는 음식 외에 갱년기라면 반드시 챙겨야 하는 3가지 중요한 습관을 알아보고자 한다.

1. 근력 운동

걷기나 산책도 물론 도움이 되고, 만보 걷기로 활동량을 늘리는 것도 건강에 이로울 수 있다. 그런데 갱년기 증상에 효과를 보려면 근력 운동과 유산소 운동을 구분해서 주기적으로 해야 한다.

근력 운동을 하는 것만으로도 갱년기 증상을 완화할 수 있다는 연구 결과가 있다. 스웨덴에서 일주일에 최소 4회 이상 안면홍조나 야간 발한 증상을 경험한 갱년기 여성들을 대상으로 실험연구를 했다. 연구에 참여한 사람들은 이전에 정기적으로 운동을 하지 않은 사람들이었다. 한 그룹은 15주 동안 웨이트 트레이닝을 하게 했고, 다른 그룹은 그냥 평소에 생활하던 대로 변화 없이 생활하게 했다.

그 결과, 근육 운동을 정기적으로 한 그룹은 안면홍조와 야간 발한의 횟수가 이전에 비해서 절반 정도 감소했다고 한다. 근력 운동을 하는 것만으로도 안면홍조와 야간에 땀이 나는 증상이 개선되는 효과를 확인한 것이다.

근력 운동은 스쿼트, 플랭크, 계단 오르기, 런지, 팔 굽혀 펴기와 같이 체중을 이용한 운동을 비롯해 헬스장에서 무게 있는 것을 들어 올리는 웨이트 트레이닝을 생각하면 된다. 이런 근력 운동은 주 2회 정도 꾸준히 하는 게 좋다. 스쿼트, 플랭크, 런지 같은 맨손 운동부터 시작해서, 운동이 익숙해지면 장비를 이용한 운동 형태로 바꿔서 진행하면 좋다. 허리, 엉덩이, 허벅지, 종아리 같은 큰 근육을 위주로 운동해주는 게 좋다.

빨리 걷기나 자전거 타기, 등산, 수영, 달리기 같은 유산소 운동은 한 번 할 때 30분 이상, 매주 2~3회에서 4~5회로 점차 늘려가는 게 좋다. 운동 강도는 최대 심박수의 50~70% 정도라고 보면 되는데, 쉽게 말해 숨이 차는 정도라고 보면 된다.

2. 일정한 수면 시간

취침과 기상 시간을 일정하게 유지하고, 수면 시간도 7시간 정도로 매일 똑같이 맞춰주는 게 좋다. 갱년기 여성 2명 중 1명은 불면증을 호소한다고 할 만큼 잠 때문에 고생하는 사람이 정말 많다. 잠이 들 만하면 전신에 땀이 쏟아지고 더워서 잠이 깬다는 사람도 있고, 잠이 드는 입면 자체가 어려운 사람도 있다.

홍조가 일어난 여성의 67%에서는 1년 이상, 25%에서는 5년 이상 이런 증상이 지속된다는 통계도 있었다. 심한 사람은 이런 야간 발한이 40회 이상 반복되기도 한다. 이렇게 홍조와 야간 발한이 일어나면 마음이 더 초조하고 불안해지면서 아예 잠들 기회를 놓쳐버리게 된다.

불면증을 이기는 가장 효과적인 방법은 수면 환경과 습관을 만드는 일이다. 이른바 수면 위생을 갖추는 것이다. 그러려면 잠 잘 자는 습관부터 들여놓아야 한다. 취침과 기상 시간을 매일 일정하게 지키고, 아침이나 낮에는 야외에서 산책이나 스트레칭 같은 가벼운 운동을 매일 규칙적으로 하자. 잠자리에 들기 전 흡연이나 알코올 섭취는 자제하고, 잠자리에 들기 4~6시간 전부터 카페인이 든 음식을 먹지 않는다. 잠들기 최소 3~4시간 전에 저녁 식사를 마무리하고, 잠자리에 들기 2시간 전에 미지근한 물로 샤워한다.

침실 환경도 중요하다. 잠자리 주변에는 빛을 내는 전자기기를 두지 않는 게 좋다. 티브이, 휴대폰, 태블릿이나 빛이 새어 나오는 가전기구도 멀리 떨어뜨려 놓는 게 좋다.

침실은 너무 덥지 않게 하고, 불면증이 있을 때는 좀 더 무거운 이불을 쓰는 게 도움이 된다. 불면증 진단을 받은 성인이 6~8kg의 무거운 이불을 덮었을 때, 1.5kg의 이불을 덮은 그룹보다 불면증 증상이 더 많이 완화되었다는 연구 결과가 있다. 그 이유는 이불이 몸을 누르는 압력이 마사지와 유사한 효과를 내서 몸을 진정시키는 것으로 추측된다.

일단 이런 습관을 만든 다음, 그래도 불면 증세가 심하다면 갱년기 증상 개선과 수면 장애 치료를 적극적으로 받아봐야 한다.

3. 하루 10분 이상 햇볕 쬐기

햇볕은 공짜 비타민D 영양제다. 비타민D는 식품으로 섭취할 수 있지만 사실 대부분은 햇빛을 통해 피부에서 합성되기 때문이다. 햇빛은 갱년기 여성에게 여러모로 이로운 효과를 주는데, 가장 큰 효과는 골다공증 예방이라 할 수 있다. 칼슘, 마그네슘을 충분히 섭취한다고 해도, 비타민D가 부족하면 이들의 흡수와 대사가 제대로 이루어지지 않는다.

그러므로 칼슘이 풍부한 음식을 먹으면서 햇볕을 충분히 쬐는 게 중요하다. 비타민D는 우리 몸의 면역력을 높이고, 우울감을 줄이는 데 도움이 되는 영양소로도 알려져 있다. 뼈 건강뿐만 아니라 전신의 컨디션, 나아가 정신 건강까지도 햇빛으로 도움을 받을 수 있다는 것이다.

게다가 햇빛은 수면 호르몬 분비에도 도움을 준다. 수면 호르몬인 멜라토닌은 낮에 햇볕을 쬐면 분비가 억제되었다가 밤이 되면 한꺼번에 분비돼서 수면을 원활하게 한다. 실내에서 오랜 시간을 보내는 사람은 태양광선을 보기 힘들기 때문에 멜라토닌의 분비 리듬이 깨지는 경우가 대부분이다.

전날 밤 이루지 못한 잠을 보충하려고 낮잠을 오랫동안 자면 멜라토닌 분비 리듬이 깨져서 수면 장애가 더 악화될 수 있다. 따라서 낮잠 대신, 아침에 10분 이상 햇볕을 충분히 쬐어서 멜라토닌의 분비를 확실히 멈춰주는 게 좋다. 아침에 일어나서 기지개를 켜고 전신을 스트레칭해주는 것도 밤새 잠든 몸을 깨우는 데 아주 효과적인 방법이다.

햇빛에 피부가 노화될까봐 햇빛을 피하는 사람도 많을 것이다. 얼굴 대신 팔이나 다리의 피부에 일주일에 3번 이상, 10~15분 햇볕을 쬐는 것으로 충분하니까 너무 걱정하지 않아도 된다.

갱년기는 누구에게나 오고, 폐경으로 여성은 새로운 삶을 시작하게 된다. 그 변화의 과정을 잘 받아들이고, 건강을 유지해야 삶의 질도 개선될 수 있다. 갱년기 증상에 도움이 되는 생활 습관은 돈이 들지 않으면서 그 어떤 음식보다 강력한 효과를 가져다주는 방법이다.

세상에서 가장 위험한 두통

낯선 두통에 유의하라

세상에는 250여 가지의 다양한 두통이 있다. 그런데 98%의 두통은 특별한 원인을 찾을 수 없다. 편두통, 긴장형 두통, 찌름두통 등 가끔 발생하는 익숙한 통증이 있고, 검사를 받아도 전혀 이상이 없는데 머리는 깨질 듯이 아프다.

이런 두통을 '원발두통'이라고 한다. 원인을 알 수 없기 때문에 증상으로만 구분되는 두통이다. 이런 통증은 정기적으로 발생한다 하더라도, 평소에 큰 문제가 없다면 대부분 크게 걱정할 필요는 없다.

우리가 정말 걱정해야 할 두통은 바로 '낯선 두통'이다. 평소와 다른 특이한 두통, 처음 느껴보는 격렬한 통증, 그리고 약이 듣지 않고 낯선 증상이 동반되는 두통이 정말 위험한 두통, 절대 방치하면 안 되는 두통이다. 이런 유형의 두통을 '2차 두통'이라고 하며, 다른 질병의 한 증상으로 나타나는 두통을 말한다.

2차 두통은 전체 두통의 약 3~4%만 차지하지만, 치료가 필요한 다른 중요한 질병이 같이 있다는 뜻이기 때문에 반드시 신경과에 가서 정밀검사 여부를 상담해봐야 한다. 특히 주의해야 할 2차 두통 5가지를 소개하고자 한다. 잘 기억했다가, 이런 통증이 발생하면 지체 말고 병원에 가길 바란다.

1. 갑자기 벼락같이 머리를 때리는 심한 벼락두통

누군가에게 머리를 세게 얻어맞은 것처럼 매우 고통스러운 통증이 갑작스럽게 찾아온다고 해서 벼락두통이라고 불린다. 평소에 두통이 별로 없던 사람에게 벼락두통이 발생한다면, 일단 하던 일을 멈추고 바로 병원으로 향하길 바란다. 갑자기 매우 강하게 발생하는 두통은 뇌혈관의 문제로 생명을 다투는 응급 상황일 수도 있다.

뇌 혈관벽의 일부가 약해지면 그 부분의 혈관이 불룩하게 풍선이나 꽈리처럼 부풀어오를 수 있는데, 그 부위에 혈액이 계속 쌓이면서 피가 새거나 파열돼서 뇌졸중을 일으킬 수 있다. 따라서 난생 처음 겪어보는 두통이 갑자기 벼락처럼 발생한다면 즉시 응급실이나 병원으로 향해야 한다는 걸 기억하자.

2. 새벽에 심해지는 두통

대부분의 두통은 오전보다는 오후에 생기는데, 이 통증은 오래 누워있는 새벽에 두통이 심해지는 것이 특징이다. 새벽에 발생해서 아침에 일어나도 계속 통증이 지속된다. 새벽에 심해지는 두통은 뇌와 그 주변 구조물에서 발생하는 종양, 그러니까 뇌종양의 가능성을 의심해볼 수 있다.

종양이 두개골 안에서 커지면 더 이상 팽창할 수 있는 여유 공간이 없고, 뇌압이 상승하게 된다. 이로 인해 극심한 두통이 발생하게 되는 것이다. 특히 오래 누워 있는 새벽에 통증이 심해지는 이유도 이 때문이다.

뇌종양 환자의 70% 정도가 호소하는 두통은 대부분 메스꺼움과 구토를 동반한다. 두통이나 구토, 시력 장애는 뇌압이 상승했을 때 나타나는 증상일 수 있기 때문에 즉시 병원으로 가서 뇌 정밀 검사를 받아봐야 한다.

3. 앉았다가 일어설 때 발생하는 일시적인 두통

누워 있을 때는 아무 증상이 없다가, 앉거나 서면 두통이 시작된다. 다시 누우면 두통이 사라진다.

이처럼 앉았다가 일어설 때 두통이 생겼다 사라지거나 시간이 지날수록 심해진다면 뇌압의 문제로 발생하는 두통일 수 있다. 뇌압이 너무 높거나 너무 낮아서 생길 수 있는 두통인데, 뇌압의 변화를 초래한 원인을 빨리 확인해야 하는 상황이기 때문에 병원에서 검사를 받는 것이 가장 확실하다.

4. 50세 이상이면서 평소와는 다른 심각한 두통을 겪는 경우

나이가 들수록 두통과 관련된 위험도 증가하기 마련이다. 평소 익숙한 통증을 반복하는 것은 위험한 상황이라고 볼 수 없다. 하지만 50세 이상이면서 평소와는 완전히 다른 양상의 통증이 발생한다면 관자놀이 근처를 지나는 측두동맥의 염증으로 인해 발생하는 두통일 수 있다.

특히 시력 장애가 생기거나 턱에 통증이 생긴다면 두피 주변의 동맥에 염증이 생겨서 통증이 발생하는 것일 수 있기 때문에, 병원에서 정밀검사를 받아보는 것이 좋다.

5. 팔다리 마비 증세를 동반하는 두통

두통과 팔다리 마비가 함께 오는 경우 척추 혈관이 찢어지는 척추동맥 박리증으로 인해 뇌로 가는 피가 부족해져서 나타나는 통증일 수 있다. 주로 목 부위에 큰 충격을 받았을 때 발생하지만, 작은 충격이 누적돼서 발생하기도 한다. 골프 스윙이나, 페인트칠, 재채기 같은 가벼운 충격에도 발생할 수 있다. 처음 겪는 생소한 통증과 함께 구토와 어지럼증 그리고 팔다리 마비 증세가 있다면 가장 가까운 응급실을 찾아야 한다.

병원에 바로 가야 할 낯선 통증, 세상에서 가장 위험한 두통 5가지를 소개했다. 첫째, 갑자기 벼락같이 머리를 때리는 벼락통증은 뇌혈관 문제로 인한 응급상황일 수 있다. 둘째, 새벽에 심해지는 두통은 뇌종양의 가능성을 생각해볼 수 있다. 셋째, 앉거나 일어설 때 일시적으로 발생하는 두통은 뇌압이 너무 높거나 낮아서 생기는 위험한 증상이다. 넷째, 50세 이상이면서 평소와 다른 극심한 두통을 경험했다면 두피 주변 동맥에 발생한 염증을 의심할 수 있다. 마지막으로 팔다리 마비 증세를 동반하는 두통은 척추 혈관이 찢어져서 뇌로 가는 피가 부족해져서 나타나는 통증일 수 있다. 이처럼 낯선 두통을 기억해두면 치명적일 수 있는 응급 상황을 현명하게 넘길 수 있을 것이다.

EPILOGUE

건강하고 즐거운 노년을 위해

"올라갈 때는 못 보던 꽃, 내려오니까 보인다."

내가 좋아하는 글귀다. 마냥 청춘일 줄로만 알았던 내가 벌써 50대 중반을 지나고 있다. 몸도 마음도 이제 청춘이 아님을 알게 되면서, 30대 초반의 나에게 진료를 보기 위해 찾아왔던 중년 환자들의 심정을 이제야 이해하고 있다.

중년이 되면 이곳저곳이 아프고 고장 나기 시작한다. 그런데 '나이가 들어서', '노화 때문에'라고 그러려니 넘기는 경우가 많다. 어차피 늙고 아플 수밖에 없는데 어쩔 수 없지 않은가 하며 미리 포기하기도 한다.

하지만 우리 몸은 항상 큰 병이 오기 전에 작은 신호를 보내온다. 이것이 〈김소형 채널H〉가 매우 중요하게 다루어 온 '우리 몸이 보내오는 SOS 신호' 시리즈로, 이미 60회차를 넘겼다. 이 시리즈는 대변의 색깔과 형태가 우리 장 속에 어떤 이상이 있음을 알려주는지, 손톱의 모양과 이상 형태가 보내오는 신호는 무엇인지, 멍울의 위치와 모양은 어떤 이상을 알려주는지 등을 담고 있다. 몸이 보내는 SOS 신호를 놓치면 돌이킬 수 없고, 결국 건강하지 못한 노년기를 맞이하게 된다.

50대에 접어들면서 주변에도 환자가 참 많아졌다. 건강해 보였던 친구들이 갑자기 심근경색으로 쓰러지고, 유방암으로 항암치료를 받기도 한다. 나의 친정어머니는 파킨슨병을 앓고 있다. 어머니가 투병을 시작한 이후 '어머니의 건강 이상 신호를 조금 더 빨리 알아챘더라면' 하는 생각을 떨칠 수 없다. 내가 가족의 건강, 더 나아가 유튜브 〈김소형 채널H〉를 통해 많은 사람의 건강전도사로 나선 이유이기도 하다.

우리 몸이 일대 전환기를 맞는 중년의 몸은 각별한 관리가 필요하다. 내 몸 어느 한구석, 막힌 곳은 없는지 탈이 난 곳은 없는지 잘 살펴보고 단단히 보수해야만 한다. 그러려면 건강함을 자신하지 말고, 내 몸은 내가 잘 안다고 자만하지도 말고, 내 몸을 소중하게 여겨야 한다. 내 몸이 보내는 신호에 귀를 기울여라. 그리고 건강한 생활 습관이 몸에 배도록 실천하라. 그래야 아픈 몸으로 가족에게 무거운 짐을 지우지 않고 즐거운 노년에 다가설 수 있다.

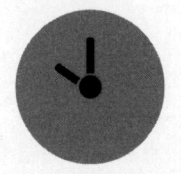

KI신서 13034
나이보다 열 살은 젊게 사는 오토파지의 비밀

1판 1쇄 인쇄 2024년 9월 11일
1판 1쇄 발행 2024년 9월 27일

지은이 김소형
펴낸이 김영곤
펴낸곳 ㈜북이십일 21세기북스

인생명강팀장 윤서진 **인생명강팀** 박강민 유현기 황보주향 심세미 이수진
디자인 김희림
출판마케팅팀 한충희 남정한 나은경 최명렬 정유진 한경화 백다희
영업팀 변유경 김영남 강경남 황성진 김도연 권채영 전연우 최유성
제작팀 이영민 권경민

출판등록 2000년 5월 6일 제1406-2003-061호
주소 (10881) 경기도 파주시 회동길 201(문발동)
대표전화 031-955-2100 **팩스** 031-955-2151 **이메일** book21@book21.co.kr

㈜북이십일 경계를 허무는 콘텐츠 리더

21세기북스 채널에서 도서 정보와 다양한 영상자료, 이벤트를 만나세요!
페이스북 facebook.com/jiinpill21 포스트 post.naver.com/21c_editors
인스타그램 instagram.com/jiinpill21 홈페이지 www.book21.com
유튜브 youtube.com/book21pub

서울대 가지 않아도 들을 수 있는 **명강의!** 〈서가명강〉
'서가명강'에서는 〈서가명강〉과 〈인생명강〉을 함께 만날 수 있습니다.
유튜브, 네이버, 팟캐스트에서 '서가명강'을 검색해보세요!

ⓒ 김소형, 2024
ISBN 979-11-7117-812-4 (03510)

• 이 책 내용의 일부 또는 전부를 재사용하려면 반드시 ㈜북이십일의 동의를 얻어야 합니다.
• 잘못 만들어진 책은 구입하신 서점에서 교환해드립니다.
• 책값은 뒤표지에 있습니다.

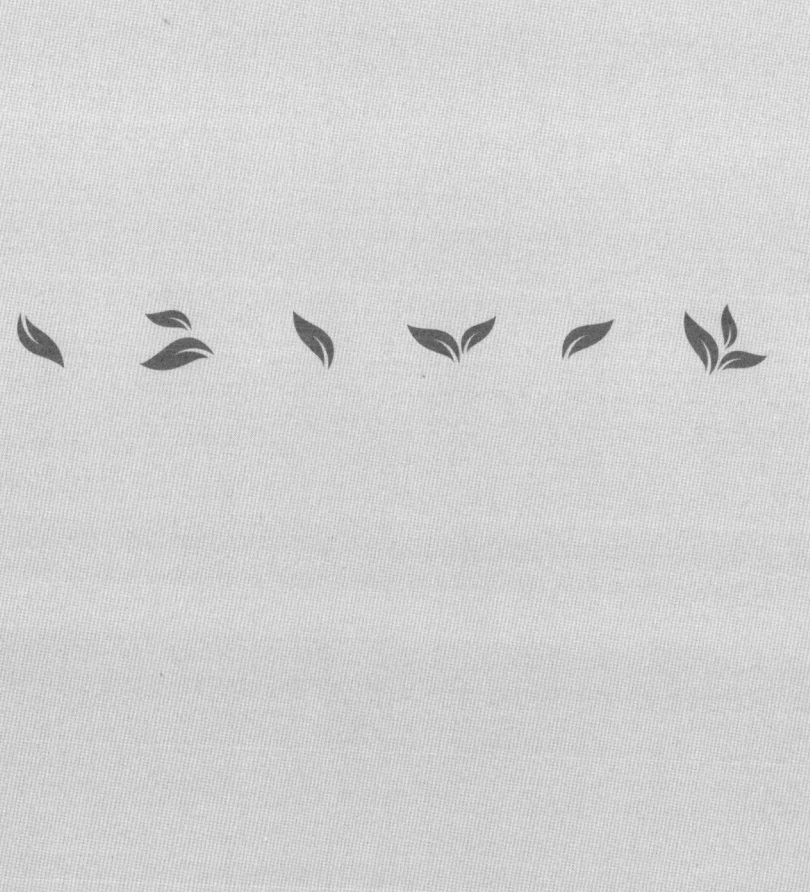

"어떻게 천천히 나이 들 것인가"

**최강 장수 시스템,
오토파지 파이널 체크리스트**

영상으로 보는

김소형의
오토파지 습관-수면-운동

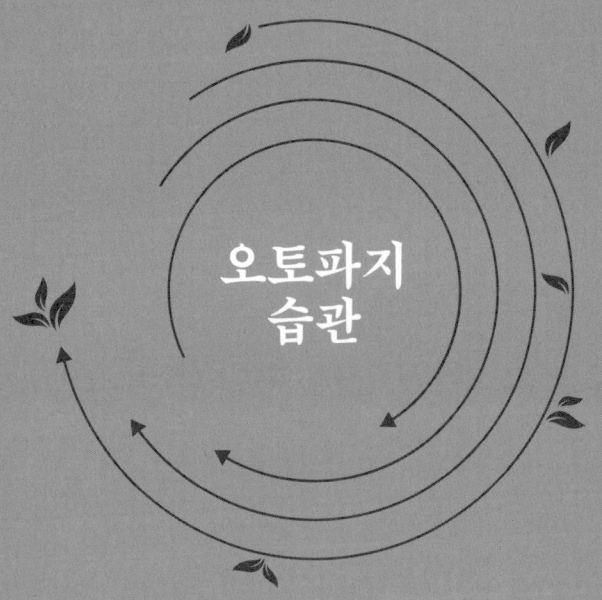

50대에 절대 피해야 할 간식

50대에 접어들면 성호르몬이나 성장호르몬의 분비가 줄어들기 때문에 탄수화물을 많이 먹으면 내장 지방으로 저장되기 쉽습니다. 게다가 나이가 들면서 기초대사량이 떨어지기 때문에 탄수화물을 조금만 많이 섭취해도 지방으로 저장되기가 더욱 쉬워지죠. 특히 중년 여성의 비만은 대체로 탄수화물의 과다 섭취가 원인이 되기 때문에 정말 주의하셔야 합니다. 그래서 이번에는 드시지 말아야 할 탄수화물 간식에 대해서 말씀드릴까 합니다. 건강한 간식으로 알고 먹었는데, 의외로 탄수화물 덩어리인 배신의 간식을 소개해 드리려고 해요.

유튜브 '김소형채널H' 영상 다시 보기

(1) 말린 과일

•
•

과일은 비타민C와 칼륨을 포함한 중요한 비타민과 미네랄의 훌륭한 공급원입니다. 사과를 건조시키면 칼슘이 10배, 비타민B2는 12배 많아지게 되는데요. 과일을 말리는 과정에서 수분이 손실되어 이러한 영양소의 농도가 더 높아지지만, 탄수화물의 함량도 높아지게 됩니다. 약 4배 이상의 탄수화물을 먹게 되는 셈이죠. 요즘 흔하게 드시는 말린 과일, 하면 바나나 칩이나 망고칩을 들 수 있겠는데요. 말린 바나나는 100g에 약 300kcal, 망고는 100g에 330kcal나 됩니다. 백미 밥 한 공기가 300kcal인데, 딱 봐도 밥 한 공기와 맞먹는 칼로리죠. 말린 과일을 드실 때는 미리 드실 양을 정해놓고 드시는 게 좋겠습니다.

(2) 군고구마

-
-

식이섬유가 풍부하고, 혈당 관리하시는 분들에게는 중요한 GI 지수도 55 정도로 낮고, 포만감이 커서 남녀노소에게 사랑받는 간식이기도 합니다. 그러나 군고구마의 칼로리는 100g당 140Kcal 정도 됩니다. 고구마 하나당 200g 정도 나간다고 생각하면 한 번에 280kcal, 백미 밥 한 공기 300kcal에 육박합니다. 게다가 고구마를 굽게 되면 혈당 지수도 높아지기 때문에 군고구마는 혈당 관리하시는 분들에게는 절대 피하셔야 할 간식입니다. 찐 고구마도 100g당 110kcal 정도 되니까, 안심하시면 안 됩니다. 고구마를 드시고 싶으시면 밥을 좀 덜 드시고 즐기셔야 할 것 같네요.

(3) 떡

-
-

가래떡은 100g에 240kcal 정도 됩니다. 가래떡 한 줄이 보통 200g 정도 되니까, 앉은 자리에서 가래떡 한 줄을 드신다고 한다면 480kcal, 그러니까 밥 한 공기 반을 뚝딱하신 거예요. 거기다 꿀이나 조청을 찍어 먹게 되면 당연히 칼로리는 상승하게 되죠. 게다가 떡의 GI 지수는 80~100 정도로 아주 높은 편입니다. 건강에 좋은 재료를 많이 버무린 떡이라고 해도, 떡이 가진 기본 칼로리와 혈당 지수가 있기 때문에 혈당이나 체중 관리를 해야 하는 중년의 건강 간식으로 보기는 어려울 듯합니다.

(4) 양갱

•
•

우리가 어렸을 때부터 많이 먹었던 옛날 양갱을 기준으로 하자면 양갱 한 봉지 50g당 칼로리가 145kcal, GI 지수는 48 정도 됩니다. "칼로리나 혈당 지수가 다른 것에 비해서는 낮네요?"라고 하실지 모르겠지만, 양갱은 한천과 설탕, 그리고 탄수화물 함량이 높은 팥을 베이스로 합니다. 철인 3종이나 마라톤 같은 격렬한 운동을 하시는 분들이 양갱을 많이 구비를 하시는데요. 운동 중에 급하게 당을 보충하는 용도로 찾으신다고 합니다. 정제 탄수화물인 설탕을 베이스로 하므로 때에 따라서는 양갱이 탄수화물과 당을 집중해서 끌어올릴 수 있는 식품이 될 수 있다는 얘기가 되기도 합니다.

노안을 늦추는 시력 회복법

노안은 나이가 들면서 가까이에 있는 물체에 초점을 맞추는 능력이 떨어지면서 나타납니다. 바로 앞에 있는 사물을 볼 때와 저 멀리 떨어져 있는 사물을 볼 때 수정체와 주변 근육이 탄력적으로 조정을 하면서 초점을 맞추는데, 나이가 들면서 눈 안 수정체의 두께를 조정하는 근육의 힘이 감소하거나, 말랑말랑하던 수정체가 딱딱해지면서 조절력이 떨어지고 가까이 있는 사물이나 글씨를 잘 보지 못하게 되는 건데요. 도대체 노안은 어떤 분들에게 세월의 급행열차를 타고 성급하게 찾아오는 걸까요?

유튜브 '김소형채널H' 영상 다시 보기

(1) 좋은 시력

-
-

시력이 좋은 분들은 수정체 조절력이 아주 좋기 때문에 약간의 원시가 있더라도 수정체를 잘 조절해서 좋은 시력을 유지할 수 있습니다. 하지만 나이가 들면서 수정체의 조절력이 떨어지게 되면, 상대적으로 다른 분들에 비해서 빠르게 노안 증상을 느끼게 됩니다. 반대로 근시가 있으신 분들은 상대적으로 노안을 늦게 느끼시는 경우가 많습니다.

(2) 스마트폰

-
-

30대에 노안이 나타난 분들 대부분이 여기에 해당합니다. 화면에서 나오는 블루라이트도 우리 눈을 피곤하게 하지만, 사진이나 글자에 집중하는 동안 눈을 깜빡이는 횟수가 급격하게 줄어들기 때문입니다. 이렇게 눈을 깜빡이는 횟수가 줄어들면 눈의 피로가 심해지기 때문에 노화가 비정상적으로 빨라지게 됩니다. 지금이라도 스마트폰 너무 오래 보셨다 싶으면 지긋이 눈 한 번 감고 주문을 외워 보세요. "노안 저리 가라,~ 노안 저리 가라~" 눈을 좀 쉬게 해주시라는 얘기입니다.

(3) 선글라스를 안 쓰는 행위

-
-

강한 자외선이 눈으로 들어오면 노화를 촉진시켜 노안이나 백내장 같은 질환을 유발합니다. 자외선이 강한 봄, 여름, 가을은 물론이고, 겨울에도 자외선이 강하다는 기상예보를 보시면 선글라스를 쓰셔야 합니다. 운전하실 때는 물론 꼭 쓰셔야 하고요. 자외선 차단지수 100% 렌즈인지 확인하시고, 눈이 보일만큼의 진하기를 고르셔서 시야를 가리지 않는 것을 선택하시는 게 좋습니다.

(4) 눈을 건조하게 하는 것

•
•

에어컨과 히터를 틀면 각막 표면이 거칠어져서 눈이 침침한 증상이 나타나게 됩니다. 수정체와 근육들이 초점을 조절하려고 움직이면서 쉽게 피로해지게 되죠. 안구건조증은 노안의 직접적인 원인은 아니지만, 간접적인 원인이기 때문에 주의하셔야 합니다. 에어컨이나 히터를 트실 땐 바람을 맞는 자리는 피하시고, 하루에 3번 이상, 그리고 15분 이상 충분히 환기를 꼭 해주셔서 온도와 습도를 잘 맞춰주시기 바랍니다. 안구건조증은 눈 노화의 지름길이기 때문이에요.

뇌를 망쳐 치매를 유발하는 음식

요즘 노년을 대비해서 치매 보험에 드시는 분들도 많으신데요. 노년의 일상을 앗아갈 뿐만 아니라, 가족들에게도 힘든 시간을 보내게 하는 치매만큼은 피하고 싶다는 마음은 누구나 같을 겁니다. 치매는 뇌의 퇴행화로 생기는 질환인데요. 뇌 손상에 의해 기억력을 비롯한 여러 가지 인지기능의 장애가 생겨서 예전 수준의 일상생활로 돌아갈 수 없게 합니다. 치매를 예방하는 방법으로 우리가 당장 실천해 볼 수 있는 것이라면, 저는 음식을 말씀드리고 싶어요. 그래서 뇌를 망치는 음식, 뇌를 늙게 하는 음식을 소개해 드리겠습니다.

유튜브 '김소형채널H' 영상 다시 보기

(1) 정제당

•
•

우리가 먹는 대부분의 단 음식이 정제당에 속하는데요. 혈당이 오르면 췌장에서 분비되는 인슐린이 세포로 포도당을 저장시키는 역할을 하는데, 오랜 시간 단 음식을 자주, 많이 섭취하면 고혈당 상태가 반복되면서 인슐린이 세포로 포도당을 제대로 저장하지 못하는 인슐린 저항성이 생깁니다. 이는 뇌에도 큰 문제를 가져옵니다. 인슐린 활성이 저하되는 겁니다. 특히 인슐린은 뇌의 시냅스 기능을 조절하는데 활성이 저하되면 세포 사이에서 신경 신호를 전달하는 시냅스가 제대로 신호 전달을 하지 못해서 기억력과 학습 능력이 떨어집니다.

음식에서 섬유질이 제거된 녹말만 남은 밀가루나 백미 같은 정제당을 위주로 드시면 장내 미생물 환경에도 영향을 미칩니다. 식이섬유를 먹이로 하는 유익균을 굶게 만들어서 장내 세균 불균형을 유발하는데요. 뇌 건강을 위해 단 음식의 절제가 필요하다는 점을 기억해 주세요.

(2) 인공 감미료

-
-

단 음식의 유혹을 이기기 위해서 많은 분들이 찾는 대체제가 바로 인공 감미료입니다. 다이어트 음료에 설탕 대신 단맛을 내는 인공 감미료가 함유되어 있죠. 이런 강한 단맛의 인공 감미료는 뇌의 조절 장애를 유발할 수 있습니다. 강한 단맛이 계속 들어오면 뇌가 더 이상 칼로리 같은 에너지원의 유입에 대한 신호를 전달하지 않기 때문인데요. 그러니까 배가 고프면 먹는 게 아니라 시도 때도 없이 음식을 먹고 싶어지는 거죠. 뇌를 교란시켜서 식욕 조절을 더 힘들게 만드는 겁니다.

인공 감미료와 뇌 건강의 관계가 명확하게 밝혀지진 않았지만, 뇌 건강을 악화시키는 요소라는 연구는 다수 발표되고 있는데요. 인공 감미료가 혈당을 올리지 않는다고 해서 안전한 것만은 아니라는 사실도 꼭 기억해 주시기를 바랍니다.

(3) 트랜스지방

-
-

혈관 내벽에 염증 물질을 증가시키는 트랜스지방은 뇌로 혈액을 공급하는 뇌혈관에 직접적인 손상을 미쳐서 뇌에 혈액 공급이 원활하게 이루어지지 못하게 하는데요. 이로 인해서 뇌졸중, 치매의 위험이 높아지게 됩니다. 또 트랜스지방은 뇌의 조절 중추에 문제를 일으켜서 과식이나 폭식을 해도 뇌가 포만감을 느끼지 못하게 됩니다.

(4) 술

•
•

음주가 뇌에 미치는 영향은 굳이 연구 결과를 설명드리지 않아도 많이들 알고 계실 겁니다. 술을 마시면 알코올이 뇌의 신경전달 물질의 이동을 방해하고 뇌의 신경섬유를 둘러싼 보호막(미엘린 수초)을 녹여서 정보 전달 속도가 떨어집니다. 술을 마시면 기억이 나지 않고 감정이 둔해지는 것도 이 때문인데요. 문제는 이런 한 번 손상된 뇌세포는 회복이 어렵고, 뇌세포 손상이 지속되면 뇌가 수축될 수 있다는 점입니다. 알코올은 직접적인 뇌세포 손상을 주는 만큼, 가급적 음주를 삼가시는 게 좋겠습니다.

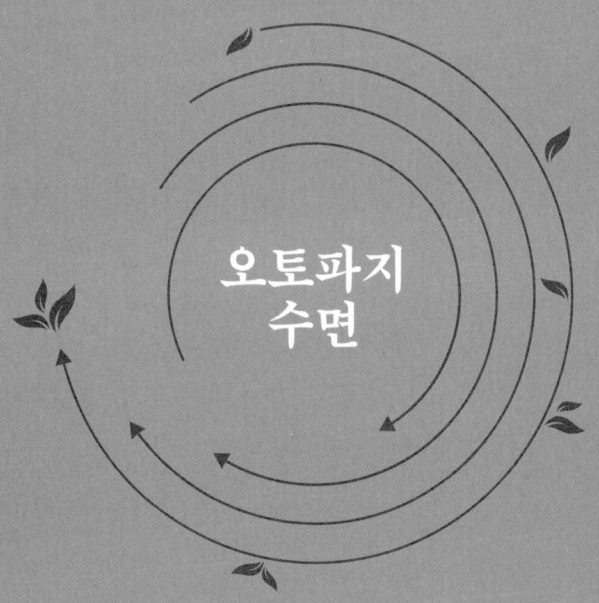
오토파지
수면

병을 만드는 수면 전 습관

하루 일과를 마치고 밤이 되면 다들 어떤 것을 즐기시나요? 좋아하는 드라마나 야식, 음주 등등… 그런데 이 밤에 하는 습관들 때문에 건강을 해칠 수 있다는 걸 잘 모르시는 것 같아요.

시중에 많이 나와 있는 수면 보조제품과 건강기능식품을 더 챙겨 드시는 것보다, 수면과 식사에 방해가 되는 습관과 음식을 피하는 게 더 중요합니다. 밥과 잠을 방해하는 습관, 특히 자기 전에 하면 질병을 부르는 습관들을 콕 짚어서 알려드리겠습니다.

유튜브 '김소형채널H' 영상 다시 보기

(1) 스마트폰과 TV를 보는 습관

자기 전에 이런 전자기기의 화면을 보는 것만으로도 수면 시간이 1시간, 2시간씩 뒤로 쭉쭉 밀리는 아주 안 좋은 결과를 가져옵니다. 수면이 이루어지려면 흥분이 한 단계 내려가고, 중심 온도와 체표 온도가 낮아져야 해요. 그런데 자기 전 핸드폰을 하거나 TV를 보고 있으면 뇌의 흥분이 지속돼서 잠이 들기 시작하는 입면入眠단계에 들어가지 못합니다. 우리 몸도 수월하게 전원을 끄려면 자기 전 30분 정도는 뇌를 흥분시키는 자극을 멀리 해야 합니다.

(2) 자기 전 식사

저녁 식사를 후에 TV를 보다가 그대로 잠드는 게 생활 패턴처럼 되어 있는 분들은 저녁 식사 후 찾아오는 식곤증부터 해결하셔야 합니다. 이렇게 주무시면 입면 단계는 쉬운데, 수면 시간에 위장의 소화 활동을 병행해야 해서 몸에 피로가 더 쌓이게 됩니다. 게다가 위장에 음식물이 있는 상태에서 누워서 수면에 접어들면 위산이 식도로 역류하는 위식도역류질환이 쉽게 발생합니다. 위식도역류질환이 심한 분들은 새벽에 가슴 통증 때문에 잠에서 깨고 다시 잠들기가 어려워지는데요. 잠들기 전, 적어도 3시간 전에는 식사를 마치고 위장을 비운 채로 잠이 들어야 우리 몸이 정상적인 수면사이클을 진행할 수 있습니다.

(3) 물 마시기

자기 전에 물을 마시면 좋은 분은 심혈관질환이 있는 분들이에요. 고혈압, 당뇨병, 심장병 등 기저질환이 있거나 비만, 운동 부족인 분은 수분 섭취가 부족하면 피가 끈적해져서 혈전이 생길 수 있기 때문에 자기 전과 물 한 잔을 드시는 게 중요합니다. 방광에 소변이 다 차지 않았는데도 요의를 느끼는 분들도 있으시죠. 자기 전 최소 1시간 전에 물을 드시고 취침 전 화장실을 다녀오시는 게 좋습니다.

아침에 속쓰림이나 공복감이 심한 분들은 자기 직전에 물을 드시는 게 좋지 않습니다. 수면 동안 소화기관은 활동을 쉬는데, 물을 마시면 위장이 음식물로 착각을 해서 연동운동이 일어나고 소화액이 분비돼서 속쓰림이나 공복감이 발생할 수 있습니다.

(4) 술과 흡연

알코올은 이뇨 작용을 촉진하기 때문에 요의 때문에 잠에서 깨기도 하고, 목이 타서 몸을 움직이게 됩니다. 그러다 보면 다시 잠들기가 어렵게 되죠. 취할 정도로 많이 드시면 수면의 질을 악화시키기 때문에, 한두 잔 정도 가볍게 즐기는 게 좋습니다.

담배의 니코틴은 강력한 각성 성분입니다. 도파민을 방출시켜 잠들기 어렵게 만들고, 자는 동안 니코틴 농도가 부족해지면 깊은 잠에 못 들 수도 있죠. 흡입하는 일산화탄소는 헤모글로빈보다 산소와 더 잘 결합하기 때문에 저산소증을 유발해서 수면을 방해합니다. 수면 전 최소 1시간 전부터 담배를 피우지 않는 게 좋습니다.

(5) 격렬한 운동

저녁에 PT를 끊고 강도 높은 근력 운동을 하거나, 오래달리기 같은 격렬한 유산소 운동을 하면 교감신경이 자극돼서 불면증이 생길 수 있죠. 해가 지고 나서 저녁에는 가벼운 산책이나 요가 같이, 숨이 차지 않고 몸에 부담이 되지 않는 운동을 해주시면 불면증을 개선하는 데 도움이 됩니다.

자도 자도 졸리고
피로 회복이 안 될 때

아침에 일어날 수가 없다, 하루 종일 커피 힘으로 버틴다, 몸이 물에 젖은 솜 같다, 손 하나 까딱하기가 어렵다… 주변에 항상 피곤한 사람들이 많습니다. 그런데 정말 이유를 알기 어려운 극도의 피로가 있어요. 쉬어도 잠을 자도 피로감이 사라지지 않고, 회복이 안 되셨던 적이 있나요? 이렇게 심한 피로감이 6개월 이상 지속되면 우리 몸에 뭔가 이상이 생겼을 수 있다고 의심해 볼 필요가 있습니다. 부신피로증후군에 대해 알아봅시다.

유튜브 '김소형채널H' 영상 다시 보기

신장 위에 있는 내분비 기관인 부신에서 분비되는 호르몬 중에서 가장 많이 알려진 것이 바로 '코르티솔'입니다. 스트레스와 외부 자극 등으로 인해서 우리 몸이 위험을 느끼게 되면 교감신경이 활성화되면서 부신에서 코르티솔이 분비됩니다. 그런데 만성적인 스트레스에 시달리는 분, 그러니까 반복적이고 지속적인 스트레스에 노출되어 있는 분은 쉬고 있을 때도 찔끔찔끔 흐르는 상태가 됩니다. 이렇게 부신 기능 저하로 만성피로가 동반되는 증상을 '부신피로증후군'이라고 합니다.

부신의 기능을 돕고 우리 몸 에너지 생산에 도움이 되는 음식을 드시는 것도 도움이 될 텐데요. 자도 자도 졸리다! 쉬어도 피곤하다! 이유 없는 만성피로로 고생하는 분이라면 부신 건강을 회복하는 데 필수적인 이 음식들을 꼭 드셔보기를 바랍니다.

(1) 소금

•
•

코르티솔 분비가 원활치 않게 되면 나타나는 증상이 바로 '아침 부종'입니다. 코르티솔이 부족해서 나트륨이 재흡수되지 않기 때문에 아침에는 저나트륨혈증 상태가 되는 거예요. 그래서 얼굴이며 몸이 퉁퉁 붓는 겁니다. 아침 부종은 오후가 돼서야 빠지게 되는데요. 혈압이 정상보다 낮고 부신피로증후군이 있는 분이라면 아침에 꼭 적절한 염분 섭취를 해주시는 게 좋습니다. 절대 짜게 먹으라는 얘기 아닙니다. 사실 적정량의 소금이 아니라 적정량의 쏘듐, 옛날 용어로 나트륨이 필요한 것이죠. 그런데 이 쏘듐은 식물, 고기, 조미료에도 있고, 특히 과자, 빵, 음료수에도 넘쳐납니다. 그래서 쏘듐을 적게 먹고 살기란 사실 아주 어렵습니다. 만일 정말로 컨디션이 좋아졌다면 소금을 맹신할 게 아니라 혹시 내 부신 기능이 떨어지지 않았나 검사를 해보시기를 바랍니다.

(2) 살코기

-
-

부신피로증후군이 있는 분들 대부분이 고기 같은 단백질 음식을 잘 못 드시는 경향이 있습니다. 호르몬 분비 저하로 인해서 위산도 적게 분비되기 때문에 고기를 먹으면 가스가 차거나 속이 더부룩해지기 때문입니다. 그런데 부신 기능 저하 때문에 에너지 생산에 문제가 생기게 되면, 에너지 생산의 중요한 책임을 맡게 되는 것이 바로 근육입니다. 근육이 활동해야 더 많은 에너지를 생산할 수 있게 되는데요. 그래서 근육량이 줄어들면 피로를 더 많이 느끼게 됩니다. 근육의 재료인 필수 아미노산이 풍부한 살코기를 하루 100g 이상 충분히 드시는 게 좋고, 처음부터 고기가 부담스럽다면 달걀, 우유, 참치처럼 먹기 쉬운 재료로 근육 재료를 충분히 채우시는 것도 좋습니다.

(3) 해조류

-
-

해조류에는 부신을 도와주는 미량영양소가 다양하게 함유되어 있습니다. 부신의 기능을 수행하는 데 있어서 마그네슘과 아연, 비타민B군, 비타민C, 비타민E, 칼슘, 셀레늄 등 다양한 미량영양소가 필요합니다. 이런 다양한 미량영양소 섭취를 위해서 영양제를 찾는 분들도 많지요. 하지만 다시마, 파래 청각, 톳, 김 같은 자연식품에서 섭취하는 미량영양소들이 훨씬 흡수가 잘 되고 활용도도 높습니다. 해조류에는 부신이 필요로 하는 대부분의 미량영양소가 포함되어 있어요. 김 2장, 다시마 한 조각, 파래무침 한 접시 등 섭취량이 많을 필요도 없습니다. 부신의 피로뿐만 아니라 피로감을 줄여줄 미량영양소 섭취에 해조류만큼 좋은 것도 없어요.

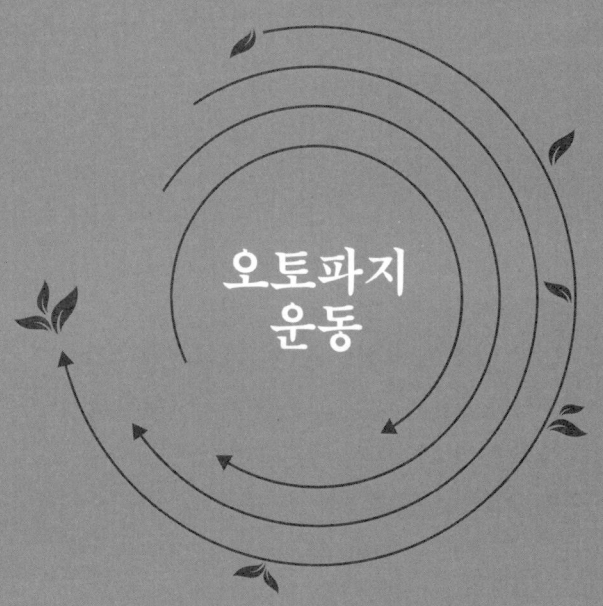

나이보다 10년 젊어 보이는
초 간단 운동

운동은 젊고 이뻐 보이고 멋진 사람이 되는데 필수입니다. 그런데 운동 시작하고 오히려 아파서 관뒀다는 분들이 더 많아요. 무조건 걷기부터 하라고 조언해 주시는 분들도 많습니다. 그것도 맞는 말이긴 합니다. 운동량이 적은 분들은 전에 비해서 일단 활력이 생기고 운동능력이 좋아질 수는 있지만, 대부분 운동량을 더 늘릴 수 없는 정체기가 오게 됩니다. 특히 관절의 퇴행이 진행된 경우라면 같은 자세로 정해진 관절의 범위만 사용하면서 불균형 상태를 만들게 됩니다. 제가 젊어지는 운동 딱 두 가지만 알려드릴게요.

유튜브 '김소형채널H' 영상 다시 보기

(1) 근력 운동

•
•

50세 이상의 성인은 해마다 1~2%의 근육량이 감소하고, 80세에 이르면 총근육량의 40~60%를 잃게 된다는 건 널리 알려진 사실입니다. 똑같은 체중이라 하더라도 근육은 줄고 지방이 더 늘어났다고 볼 수 있어요. 그러니 손실되는 근육을 적극적으로 붙들어두는 대책이 필요할 텐데요. 바로 규칙적인 근력 운동입니다.

평소 운동량이 적었던 분들은 유연성과 근력이 부족하기 때문에 부상의 위험이 적은 운동으로 시작하시는 게 좋습니다. 자기 체중을 이용한 근력 운동인데요. 앉았다 일어서기, 뒤꿈치 들기 같은 쉬운 동작부터 스쿼트(이하 통일), 플랭크, 팔굽펴 펴기 같은 동작으로 근력을 길러주시면 좋겠죠.

근력 운동은 주 3회 이상 실시하는데요, 강도는 꼭 점진적으로 증가시켜야 근력을 기를 수 있습니다. 평소 운동량이 적었던 분들은 무작정 무게부터 늘리면 위험할 수 있겠죠. 이럴 때는 동작의 반복 수나 전체 세트를 증가시키면서 운동을 하시는 게 좋습니다. 팔굽혀펴기를 예로 든다면, 처음엔 10회에서 시작해서 15회로 늘리고, 전체 세트를 2세트, 다음엔 3세트, 이런 식으로 늘려가는 겁니다. 여기에 걷기, 수영, 자전거 타기 같은 유산소 운동을 같이 병행해 주시고, 운동 전후로는 관절을 푸는 맨손체조를 꼭 곁들여주시는 것이 좋습니다.

갱년기와 폐경기를 지나는 중년 여성은 젊어 보이고 어려 보이는 근력 운동이 골다공증이나 각종 퇴행성 질환을 예방해줄 수 있어서 더욱 효과적입니다. 근 기능 강화와 골밀도의 유지 및 향상을 위해서 가벼운 아령을 들고 하는 근력 운동이나, 스쿼트, 팔굽혀펴기, 계단 오르기 같은 체중을 이용하는 체중 부하 운동으로 시작하시면 좋습니다. 운동을 해본 적이 없거나 운동이 따분하게 느껴지신다면 에어로빅이나 스피닝처럼 단체 운동과 근력 운동을 병행해도 좋습니다.

(2) 일상 운동

•
•

하루를 운동으로 시작하기만 해도 우리 뇌의 학습 능력이 향상됩니다. 운동은 뇌 혈류를 좋게 해서 정신적인 환경을 최적화해 줍니다. 각성도와 집중력을 높여주고 의욕을 고취시키죠. 게다가 신경세포가 서로 결합하기 적합한 환경을 만들어서 세포 차원에서 새로운 정보를 받아들일 태세를 갖추게 합니다. 또 해마에서 줄기세포가 새로운 신경세포로 발달하는 과정을 촉진하는 역할을 합니다.

그런데 일상생활을 하다 보면 움직일 일이 그리 많지 않습니다. 그렇게 자리를 지키고 앉아 있다 보면 의자병의 위험이 커지는 거죠. 한 시간만 가만히 앉아 있어도 몸속에서 지질 패턴이 나빠지기 시작하고 염증 물질 분비가 활발해집니다. 오래 앉아 있는 것만으로도 비알콜성 지방간, 심부정맥 혈전증, 그리고 그 외 당뇨, 심혈관질환, 각종 암의 발생위험을 높입니다.

오래 앉아 있지 말고, 일상 속에서 움직임을 만들어내는 게 중요합니다. 버스나 지하철 한 정거장 정도는 걸어서 다니고, 엘리베이터 에스컬레이터보다 계단을 오르내리고, 30분이나 1시간마다 잠깐 일어서서 스트레칭을 하는 등 일상의 운동을 늘려주시는 건데요. 이런 일상 운동을 습관으로 들이시게 되면 따로 시간 내서 운동하는 것보다 더 많은 칼로리를 소모할 수 있고, 하루 적정 운동량인 7천~8천 보 정도를 충족할 수 있게 됩니다.

그리고 일상 운동의 가장 중요한 가치는 바로 다양한 동작의 운동을 수행할 수 있다는 거죠. 우리가 스포츠를 즐기거나 운동을 할 때 부상을 입는 대부분의 경우는 아마도 같은 동작을 반복함으로써 오는 손상의 누적이라 할 수 있겠습니다. 하지만 일상생활에서는 계단을 오르고, 길거리를 걷고, 스트레칭을 하는 다양한 동작에서 우리 몸은 다양한 관절 각도를 사용하게 되고, 이런 운동은 내가 즐기는 스포츠나 운동을 더 건강하게 하고 오랜 시간 지속 가능하게 만들어 줍니다.

근 손실 없이 근육을 만드는 4원칙

헬스하는 분들에게 가장 무서운 단어가 '근 손실'이죠. 다이어트할 때 지방과 근육이 같이 빠지는 현상입니다. 다이어트 중에 근 손실이 오면, 조금만 먹어도 살이 잘 찌는 체질이 돼요. 근육이 남은 포도당을 저장하는 창고 역할을 하는데, 굶다가 포도당 창고까지 다 쓴 거죠. 저장할 곳이 부족한 포도당은 지방세포에 저장되어 중성지방으로 보관됩니다. 40대가 지나면 매년 1%의 근육을 잃어버립니다. 그러나 매일 열심히 운동하는데도 근육이 늘기는커녕 근 손실만 온 분들이 있습니다. 근 손실을 막고, 근육을 키우는 운동법을 소개해 드릴게요.

유튜브 '김소형채널H' 영상 다시 보기

(1) 근육을 만들어라

-
-

걷기는 우리 몸의 가장 큰 근육인 허벅지와 엉덩이, 그리고 제2의 심장인 종아리까지 두루두루 도움이 되는 운동입니다. 하지만 근육 자체를 키우긴 어렵죠. 근육 생성을 위해선 근육에 과부하가 걸려야 합니다. 근육 세포가 손상된 후 회복 기간을 거치고 점차 더 큰 부하에 대비해서 더 강한 근육이 생성되기 때문이죠. 그 얘기는, 근육이 성장하려면 운동의 강도가 점진적으로 강해져야 한다는 겁니다. 할 수 있는 운동이 걷기뿐이라면, 그 걷기의 강도도 점진적으로 높이는 게 좋습니다. 처음엔 시간을 5분, 10분씩 늘리고, 중간에 계단도 오르고, 경사진 골목길도 포함해 보세요.

근육을 만들기 위해선 고강도의 운동을 짧은 시간에 반복하는 HIIT 운동이 효과적입니다. 줄넘기는 유산소 운동까지 겸할 수 있는 좋은 운동이에요.

(2) 틈틈이 매일 하라

•
•

운동은 몰아서 한꺼번에 하지 마시고, 틈틈이 매일 하세요. 과부하를 주되, 절대 무리해선 안 됩니다, 평소 잘 걷지 않는 분이 주말만 되면 1만 보, 2만 보 욕심내서 걷다가 족저근막염 같은 발 통증이나 근골격계 질환이 생겨서 운동 자체를 못 하게 되는 경우도 생깁니다.

매일 이 정도 이상은 움직이자, 하고 최소한의 목표를 설정해 두시는 게 좋습니다. 많은 분들이 1만 보를 목표로 삼으시는데요. 과학적으로 운동의 효과를 제대로 느낄 수 있는 걸음 수는 7천 보 정도입니다. 평소 생활로 대략 5천 보 정도를 걷는 분이라면 2천 보만 더 걸으시면 되는데, 2천 보는 거리로 대략 1.6km에 해당합니다. 대략 30분 정도 산책을 더 하시면 채울 수 있어요. 요즘은 핸드폰에 만보계 기능이 다 있어서, 이걸 활용해서 매일 내 활동량을 체크하시면 돼요.

(3) 휴식 시간을 가져라

-
-

운동 후에는 반드시 휴식 시간을 제대로 가져야 합니다. 운동을 통해 생긴 근육 손상을 제대로 회복하는 단계라고 할 수 있겠죠. 과부하 운동 후 근육이 회복되기까지 평균적으로 48~72시간 정도 휴식이 필요합니다. 이때 중요한 게 수면입니다. 잠이 충분하지 않으면 근육 대사 스트레스가 높아져 손상된 근육이 완전히 회복하는 데 더 오랜 시간이 걸립니다. 게다가 근육이 완전히 회복하지 않은 상태로 같은 부위를 운동한다면 근 손실이 오게 됩니다. 운동하실 땐 우리 몸을 상체와 하체로 나눠서 매일 다른 부위를 운동하는 게 좋습니다. 오늘 복부와 허벅지 운동을 했다면 내일은 등과 엉덩이, 이렇게 운동 부위를 매일 다르게 한다면 운동을 쉬지 않고 매일 조금씩 하면서도 회복 시간을 충분히 가질 수 있어요. 운동 후에 2~3일 간의 휴식은 근육을 만드는 보약이라는 사실, 잊지 마세요!

(4) 운동 전후에 꼭 음식을 먹어라

•
•

근육을 늘리기 위해서는 운동 전후에 꼭 음식을 드시는 게 좋습니다. 운동 1시간 전에 바나나같이 소화 흡수가 잘 되는 음식을 드시면 체내에서 포도당으로 분해돼서 운동의 연료로 쓰이기에 좋습니다. 특히 혈당이 천천히 오르는 탄수화물의 경우 운동의 시간과 강도를 증가시킬 수 있겠죠. 운동 전에 적절한 탄수화물 섭취는 운동 효과를 배가시키는 부스터 역할을 합니다.

운동이 끝나고 단백질을 챙겨 드시면 좋습니다. 닭가슴살, 달걀흰자, 살코기, 유제품 같은 근육 생성에 필요한 아미노산이 풍부한 동물성 단백질을 챙겨 드셔야 하는데요. 특히 높은 강도로 긴 시간 동안 운동하게 되면, 체내 저장해둔 글리코겐이 바닥납니다. 글리코겐이 바닥난 다음엔 아미노산 등 근육 조직을 소모하는 호르몬을 증가시켜서 부족한 에너지를 보충하는데요. 근 손실이 난다는 겁니다.